Wolfram/Husemeyer   Ernährung bei Gicht

W0235772

Professor Dr. med. Günther Wolfram
Ingeborg Maria Husemeyer

Ernährung bei Gicht

Purinarme Diät
Rezepte

≡ **TRIAS** THIEME HIPPOKRATES ENKE

Anschrift der Autoren:
Prof. Dr. med. Günther Wolfram
Technische Universität München
Institut für Ernährungswissenschaft
in Weihenstephan
D-8050 Freising

Ingeborg Maria Husemeyer
Ltd. Diätassistentin und
Ernährungsberaterin DGE
Ludwig-Maximilians-Universität
Klinikum Großhadern
Marchionistraße 15
D-8000 München 70

Umschlaggestaltung und
Konzeption der Typographie:
B. und H. P. Willberg, Eppstein/Ts.

Umschlagzeichnung:
Friedrich Hartmann, Stuttgart

Textzeichnungen:
Liane Hartmann, Stuttgart

Die Deutsche Bibliothek –
CIP-Einheitsaufnahme

Wolfram, Günther:
Ernährung bei Gicht: purinarme
Diät; Rezepte / Günther Wolfram;
Maria Husemeyer. – 2. Aufl. –
Stuttgart: TRIAS – Thieme
Hippokrates Enke, 1991

(Die vorangegangene Auflage er-
schien unter dem Titel »Ernährung
bei Gicht und Hyperurikämie« mit
der ISBN 3-13-346302-0 im Georg
Thieme Verlag innerhalb der Reihe
»Thieme Ärztlicher Rat«)

© 1978, 1991 Georg Thieme Verlag
Rüdigerstraße 14,
D-7000 Stuttgart 30.
Printed in Germany
Satz: Gulde-Druck GmbH, Tübingen
(Linotype System 4 [300 LTC])
Druck: Gutmann, Heilbronn

ISBN 3-89373-162-8   2 3 4 5 6

Wichtiger Hinweis: Wie jede Wissen-
schaft ist die Medizin ständigen Ent-
wicklungen unterworfen. Forschung
und klinische Erfahrung erweitern un-
sere Erkenntnisse, insbesondere was
Behandlung und medikamentöse The-
rapie anbelangt. Soweit in diesem Werk
eine Dosierung oder eine Applikation
erwähnt wird, darf der Leser zwar darauf vertrauen, daß Autoren, Heraus-
geber und Verlag große Sorgfalt darauf
verwandt haben, daß diese Angabe dem
Wissensstand bei Fertigstellung des
Werkes entspricht.
Für Angaben über Dosierungsanwei-
sungen und Applikationsformen kann
vom Verlag jedoch keine Gewähr über-
nommen werden. Jeder Benutzer ist an-
gehalten, durch sorgfältige Prüfung der
Beipackzettel der verwendeten Präpa-
rate und gegebenenfalls nach Konsulta-
tion eines Spezialisten festzustellen, ob
die dort gegebene Empfehlung für Do-
sierungen oder die Beachtung von Kon-
traindikationen gegenüber der Angabe
in diesem Buch abweicht. Eine solche
Prüfung ist besonders wichtig bei selten
verwendeten Präparaten oder solchen,
die neu auf den Markt gebracht worden
sind. Jede Dosierung oder Applikation
erfolgt auf eigene Gefahr des Benutzers.
Autoren und Verlag appellieren an jeden Benutzer, ihm etwa auffallende Un-
genauigkeiten dem Verlag mitzuteilen.

Gicht – was ist das?

Die Gicht entsteht durch eine Störung des Harnsäurestoffwechsels und geht mit einer erhöhten Konzentration von Harnsäure im Blut und in den übrigen Körperflüssigkeiten einher. Der medizinische Fachausdruck »Hyperurikämie« beschreibt diese erhöhte Konzentration (Hyper-), der Harnsäure (urik-), im Blut (-ämie). Ursache der Hyperurikämie ist eine vermehrte Bildung von Harnsäure und/oder eine verminderte Ausscheidung von Harnsäure durch die Niere (S. 13).

Überschreitet die Konzentration von Harnsäure in den Körperflüssigkeiten einen bestimmten Grenzwert, so bilden sich Harnsäurekristalle, die in den Gelenken akut eine Reizung und Entzündung, auf lange Sicht bleibende Schäden verursachen. Harnsäurekristalle lagern sich aber auch in Knorpel, Knochen, Schleimbeuteln, Sehnenscheiden, Bindegewebe unter der Haut und Niere ab. Die Folgen einer Bildung von Harnsäurekristallen werden als *Gicht* bezeichnet; die bekanntesten sind der *Gichtanfall* in einem Gelenk und der *Nierenstein* mit Kolik. Während der erwachsene Mann in jedem Lebensalter von der Gicht befallen werden kann, ist die Gicht bei der Frau vor den Wechseljahren sehr selten. Drei Prozent der Männer, die das 65. Lebensjahr erreichen, erleiden einen Gichtanfall.

Bei einer Hyperurikämie unterscheidet man »primäre« und »sekundäre« Formen. Als »*sekundär*« bezeichnet man eine Hyperurikämie, wenn sie durch andere Krankheiten, z.B. des Blutes oder der Niere, verursacht ist. Die *primäre* Hyperurikämie geht auf einen angeborenen Stoffwechselfehler zurück, der in bestimmten Familien gehäuft auftritt. Vor allem männliche Mitglieder dieser Familien können an Gicht erkranken. Zeitpunkt des Auftretens und Ausprägung der Gicht werden durch eine falsche Ernährung stark beeinflußt. Grundsätzlich können eine primäre und eine sekundäre Hyperurikämie zum Vollbild der Gicht führen.

≡ Warum ist Gicht gefährlich?

Bevor die Beschwerden der Gicht auftreten, besteht meistens schon über viele Jahre eine deutliche Erhöhung der Harnsäurekonzentration im Blut (Hyperurikämie). In diesem ersten Stadium der Krankheit hat der Patient keine Beschwerden, obwohl die Harnsäurekristalle in verschiedenen Geweben abgelagert werden und zu Frühschäden führen können. Als erstes Zeichen einer Gicht tritt in den meisten Fällen eine akute, sehr schmerzhafte Entzündung an einem einzelnen Gelenk auf – der *Gichtanfall*. Am häufigsten betroffen ist das Großzehengrundgelenk, aber auch Sprunggelenk, Kniegelenk, Hand- oder Fingergelenke können als erste befallen sein. Nach Abklingen des Gichtanfalls ist das Gelenk wieder voll funktionsfähig und belastbar. Wiederholte Anfälle im gleichen Gelenk schädigen allerdings im Verlauf von Jahren das Gelenk; man spricht von einer *chronischen Gelenkgicht*.

Harnsäureablagerungen im Knochen, auch *Knochentophi* genannt, schwächen die Stützfunktion des Knochens und können zu Veränderungen der Knochenform führen. Ablagerungen im Bindegewebe unter der Haut werden als *Hauttophi* bezeichnet. Eine Sonderform ist eine Knötchenbildung an der Ohrmuschel, auch *Gichtperle* genannt. Bei einem Durchbruch der Harnsäurekristalle durch die Haut nach außen entwickelt sich ein *Gichtgeschwür*.

Harnsäureablagerungen in der Niere führen zum chronischen Nierenschaden, auch *Gichtniere* genannt, als dessen Folge häufig ein erhöhter Blutdruck auftritt, der die Entwicklung einer Arteriosklerose an Herz und Gefäßen begünstigt. Nierensteine aus Harnsäurekristallen bilden sich aus der schwer löslichen Harnsäure im Urin. Sie verursachen sehr schmerzhafte *Nierenkoliken* und begünstigen die Infektion der ableitenden Harnwege durch Bakterien. Verschließt ein Harnstein die ableitenden Harnwege, so kann der Urin nicht mehr abfließen. Wird das Hindernis nicht rechtzeitig beseitigt, verliert diese Niere ihre Funktionsfähigkeit. Nierensteinkoliken können dem ersten Gichtanfall zeitlich vorausgehen.

In Untersuchungen an großen Bevölkerungsgruppen wurde festgestellt, daß Patienten mit unbehandelter Gicht im Durchschnitt häufiger einen Herzinfarkt erleiden als die Personen der übrigen Bevölkerung. Gichtanfall und Nierensteinkolik werden dem Patienten zwar schmerzhaft bewußt, mindestens ebenso gefährlich sind aber die stummen Folgen einer erhöhten Konzentration der Harnsäure in den Körperflüssigkeiten in Form von chronischen Gelenkveränderungen, Gichtniere und Förderung der Arteriosklerose.

Medizinische Kennzeichen der Gicht

Die Gicht beginnt häufig mit einer akuten Entzündung am Großzehengrundgelenk. Dieser erste Gichtanfall entwickelt sich innerhalb weniger Stunden aus voller Gesundheit ohne äußere Gewalteinwirkung. Das Gelenk ist nach dieser kurzen Zeit stark geschwollen, gerötet, warm und schmerzt bei der geringsten Bewegung oder Berührung. Nach Abklingen des Anfalls ist das Gelenk wieder vollkommen funktionsfähig und belastbar. Der Gichtanfall kann aber auch an einem anderen Gelenk auftreten. Die Diagnose Gicht muß deshalb bei jeder plötzlich, zunächst nur an einem Gelenk auftretenden Entzündung, insbesondere beim Mann, in Betracht gezogen werden.

Das gleiche gilt für jede Nierensteinkolik, vor allem, wenn sie bei einem Patienten wiederholt auftritt. Es gibt Patienten mit Gicht, die wiederholt Nierensteinkoliken, aber keine Gichtanfälle haben.

Bevor Gichtanfälle oder Nierensteinkoliken auftreten, besteht mehrere Jahre ein erhöhter Harnsäurespiegel im Blut, eine sogenannte Hyperurikämie. Neben den Harnsäureablagerungen in der Haut (Gichtperle an der Ohrmuschel, Hauttophi) kann die Hyperurikämie, ohne daß es dem Patienten bewußt ist, einen chronischen Nierenschaden in Form einer Gichtniere verursachen. Als Folgen der Gichtniere sind ein erhöhter Blutdruck oder Eiweiß und Blutzellen im Urin für den Arzt hochwertige Hinweise auf eine Gicht.

Die primäre Gicht ist Folge einer angeborenen Stoffwechselstörung und wird familiär vererbt. Ist in der Familie des Patienten eine Gicht bekannt, muß auch bei dem Patienten an die Diagnose einer Gicht gedacht werden.

Da Stoffwechselstörungen durch falsche Ernährung und Übergewicht verstärkt werden, treten Stoffwechselkrankheiten wie Zuckerkrankheit (Diabetes) oder Fettstoffwechselstörungen (Hypercholesterinämie und Hypertriglyceridämie) häufig gemeinsam auf. Patienten mit Übergewicht, Diabetes oder Fettstoffwechselstörungen haben nicht selten auch eine erhöhte Harnsäurekonzentration im Blut und sind von Gicht bedroht.

≡ Welche Faktoren begünstigen die Entstehung der Gicht?

Die Ursache der primären Gicht (S. 13) ist eine angeborene Stoffwechselstörung. Die Folgen dieses Stoffwechselfehlers werden jedoch durch die *Ernährung*, insbesondere die Zufuhr von *Purinen* und *Alkohol* mit der Nahrung, deutlich verstärkt (S. 18).

Fettsucht ist für den Gichtkranken ungünstig. Abgesehen von einer allgemeinen Belastung des Organismus, fördert die Fettsucht die Ausprägung der Gicht. Übergewichtige haben einen höheren Harnsäurespiegel im Blut als Personen mit normalem Körpergewicht. Fettsucht fördert auch die Entwicklung anderer Stoffwechselstörungen wie Zuckerkrankheit und Hypercholesterinämie oder Hypertriglyceridämie.

Der akute *Gichtanfall* tritt häufig nach üppigen Mahlzeiten mit großem Alkoholverbrauch, aber auch bei totalem Fasten auf. Feste und vollständiges Fasten sind deshalb für den Gichtkranken riskant. Darüber hinaus werden nach großen körperlichen Belastungen, nach Unfällen, Operationen und Erkältungskrankheiten häufiger Gichtanfälle beobachtet.

Eine zu geringe Wasseraufnahme, speziell bei zusätzlichen Wasserverlusten durch Schwitzen während der warmen Jahreszeit, verursacht hohe Harnsäurekonzentrationen im Urin mit der Gefahr von Harnsäureablagerungen und der Ausbildung einer *Gichtniere* oder der Auskristallisierung von *Nierensteinen*. Jeder Patient mit einer erhöhten Harnsäurekonzentration im Blut sollte deshalb vorsorglich auf eine ausreichende Wasserzufuhr achten.

Das Risiko, eine Gicht zu erleiden, hängt auch vom *Alter* und vom *Geschlecht* des Patienten ab. Die Gicht befällt den Mann im mittleren und höheren Lebensalter. Bei der Frau stellt sich die Gicht erst nach den Wechseljahren ein.

≡ Was kann man gegen die Gicht tun?

Die primäre Gicht beruht auf einer angeborenen Störung des Harnsäurestoffwechsels, die durch eine falsche Ernährung deutlich verstärkt werden kann. Wichtige Grundlage der Behandlung der Gicht ist deshalb eine *Diät*, die den Stoffwechsel des Gichtkranken entlastet und die Ausscheidung von Harnsäure durch die Niere vermindert (S. 18).

Zusätzlich zur richtigen Ernährung kann noch eine Behandlung mit *Arzneimitteln* notwendig sein. Man unterscheidet zwischen Arzneimitteln, die den Gichtanfall bekämpfen, also im wesentlichen gegen die Entzündung wirken, und Arzneimitteln, welche die Harnsäurekonzentration im Blut und den Körpersäften senken. Hier gibt es wieder zwei Gruppen. Die eine Art von Arzneimitteln wirkt durch eine vermehrte Ausscheidung von Harnsäure durch die Niere (»Urikosurika«), die andere durch eine Hemmung der Harnsäurebildung im Körper (»Urikostatika«). Die Entscheidung über die Art der Behandlung, die notwendig und nützlich ist, kann nur der Arzt treffen.

Ziel der Behandlung der Hyperurikämie ist die wirksame und dauerhafte Senkung der Harnsäurekonzentration im Blut. Da der angeborene Stoffwechselfehler auch unter der Behandlung bestehen bleibt und bei einer Unterbrechung der Diät- oder Arzneimitteltherapie die Harnsäurespiegel rasch wieder ansteigen, muß diese Behandlung *lebenslang* fortgeführt werden. Dies erfordert vom Patienten Verständnis, Geduld und Ausdauer.

Da die Gefahren der Gicht der Höhe des Harnsäurespiegels im Blut proportional sind, ist der Harnsäurespiegel ein guter Maßstab für den Erfolg einer Behandlung. Wird die Harnsäurekonzentration im Blut deutlich und auf Dauer gesenkt, lösen sich die Harnsäureablagerungen in den Weichteilen oder Harnsäuresteine in den ableitenden Harnwegen langsam wieder auf. Selbst durch Harnsäureablagerungen verformte Gelenke können wieder funktionsfähig werden. Lediglich die Schäden einer Gichtniere sind nicht mehr zu beseitigen. Diese Gefahr muß deshalb frühzeitig erkannt und ihre Folgen müssen verhindert werden.

Zur Unterstützung der Behandlung eines *Gichtanfalls* mit Arzneimitteln sind die richtige Lagerung, weiche Verpackung und Schonung des betroffenen Gelenkes sehr wichtig. Sparsamkeit im Essen und häufiges Trinken von Wasser, Tee und alkoholfreien Getränken ergänzen diese allgemeinen Maßnahmen während des Anfalles (S. 23).

Bei einer *Nierensteinkolik* ist die wichtigste Verhaltensmaßregel für den Patienten eine reichliche Wasserzufuhr, um mit Hilfe der vom Arzt verordneten Arzneimittel den Abgang des Harnsäuresteins im Urin zu beschleunigen. Zur Sicherung der Diagnose »Harnsäurestein« muß der Stein nach dem Abgang aufgefangen und chemisch untersucht werden. Zu diesem Zweck wird jede Urinportion durch ein Tuch oder ein Sieb gegossen. Bei größeren Harnsäuresteinen im Nierenbecken kann der Versuch unternommen werden, mit Hilfe von Arzneimitteln zunächst eine Verkleinerung des Steines und dann seine Ausscheidung zu erreichen. Die Entscheidung über das richtige Vorgehen liegt beim Arzt. Wichtigster Beitrag des Patienten ist eine reichliche Wasserzufuhr (S. 23).

Lassen Sie sich wegen einer Gicht nicht von körperlicher Bewegung abhalten! Ein von einem akuten Gichtanfall betroffenes Gelenk braucht Ruhe. Im übrigen stärkt aber Ausgleichssport mit regelmäßigem, ausgewogenem Training aller Muskelgruppen Herz und Kreislauf. Ungewohnte Anstrengungen können jedoch zu einer Überlastung der Gelenke führen und schädlich sein.

Stoffwechsel der Harnsäure im Körper des Menschen

Die Harnsäure gehört zu einer Gruppe von Substanzen, die man mit dem chemischen Fachausdruck »Purine« bezeichnet. Die Purine sind lebensnotwendige Bausteine der Zellen von Mensch, Tier und Pflanze. Die bei der fortlaufenden Erneuerung von Zellen im Körper des Menschen freigesetzten Purine werden zu Harnsäure abgebaut. Beim Menschen ist die Harnsäure das Endprodukt des Purinstoffwechsels; Harnsäure kann nicht mehr weiter abgebaut werden und wird durch die Niere im Harn ausgeschieden.

Die so durch die körpereigene Bildung von Purinen anfallende Harnsäure, auch als *endogene*, von innen stammende Harnsäure bezeichnet, erreicht eine Menge von 300—400 mg pro Tag. Zusätzlich wird mit der Nahrung, die tierische und pflanzliche Zellen enthält, eine Purinmenge aufgenommen, aus der im menschlichen Körper 300—600 mg Harnsäure pro Tag entstehen. Diese in Form von Nahrungspurinen zugeführte Harnsäure wird als *exogene*, von außen stammende, Harnsäure bezeichnet. Endogene und exogene Harnsäure werden über die Niere ausgeschieden: Die Menge der exogenen Harnsäure kann durch die Ernährung, also durch Diät, beeinflußt werden, die Menge der endogenen Harnsäure bleibt relativ konstant.

Im Körper des gesunden Erwachsenen sind weniger als 1000 mg (= 1 g) Harnsäure enthalten. Bei diesem Harnsäurebestand liegt die Konzentration der Harnsäure in den Körperflüssigkeiten unter 6,5 mg/100 ml (387 µmol/l). Die am einfachsten zu gewinnende Körperflüssigkeit ist das Blut, das auch eine brauchbare Information über die Konzentration der Harnsäure in den übrigen Körpersäften zuläßt. Fällt beim Gesunden durch eine vermehrte Zufuhr von purinhaltigen Lebensmitteln eine größere Menge exogener Harnsäure an, so kann es zwar zu einem vorübergehenden

Anstieg des Harnsäurespiegels im Blut und der Harnsäureausscheidung im Urin kommen, dieses Mehr-Angebot wird aber vom Gesunden ohne Gefahr für die Ausbildung einer Gicht ausgeschieden.

Ursache der Gicht

Bei Patienten mit der erblichen Anlage zur primären Gicht besteht häufig eine verminderte Fähigkeit zur Ausscheidung der Harnsäure durch die Niere. In sehr seltenen Fällen kann auch eine vermehrte Bildung von endogener Harnsäure Ursache der Gicht sein. Im ersten Fall verursacht die unkontrollierte Zufuhr exogener Harnsäure bei begrenzter Fähigkeit zur Ausscheidung, im zweiten Fall die gesteigerte Bildung von endogener Harnsäure einen Anstieg der Harnsäurekonzentration in den Körpersäften. Als Folgen haben wir bereits die Bildung von Harnsäurekristallen in den Geweben, der Gelenkflüssigkeit und im Urin mit den geschilderten Krankheitszeichen kennengelernt (s. S. 8). Die Harnsäureablagerungen im Körper des Gichtkranken können ein Vielfaches der im Körper des Gesunden enthaltenen Harnsäure (knapp ein Gramm) erreichen. Durch eine entsprechende Kost kann die Harnsäurebildung auf ein vernünftiges Maß vermindert werden. Arzneimittel, welche die Harnsäurebildung hemmen oder Ausscheidung von Harnsäure fördern, ergänzen die Basisbehandlung mit einer vernünftigen Ernährung. Sie dürfen aber nur auf Anordnung des Arztes eingenommen werden.

Die richtige Ernährung des Menschen

Die Nahrung enthält für den Körper die Energie, die einerseits zum Unterhalt der lebenswichtigen Funktionen, wie Atmung und Herztätigkeit, andererseits zur Leistung körperlicher Arbeit notwendig ist. Der Energiegehalt der Nahrung wurde früher in Kalorien (kcal) gemessen. Die neue Einheit der Nahrungsenergie ist jedoch das Joule (kJ) (sprich: Dschuul); dabei entspricht 1 kcal = 4,184 kJ.

Der Energiebedarf für die unbedingt lebensnotwendigen Funktionen liegt bei einem erwachsenen Mann bei etwa 1700 kcal pro Tag. Je nach körperlicher Belastung muß ein zusätzlicher Arbeitsumsatz von 400–800 kcal dazugerechnet werden. Der tägliche Gesamtenergiebedarf für einen Büroangestellten wird demnach mit etwa 2300 kcal angesetzt. Im Überschuß zugeführte Energie wird zum größten Teil in Form von Fett abgelagert und führt zu Fettsucht.

Der Energiegehalt der Nährstoffe beträgt:

1 g Eiweiß	4,1 kcal (17 kJ)
1 g Kohlenhydrate	4,1 kcal (17 kJ)
1 g Fett	9,3 kcal (39 kJ)
1 g Alkohol	7,1 kcal (30 kJ)

Die verschiedenen Nährstoffe haben aufgrund ihrer chemischen Eigenschaften unterschiedliche Bedeutung sowohl für den Stoffwechsel des Menschen allgemein als auch speziell für den Purinstoffwechsel.

Eiweiß ist der wichtigste Zellbaustein. 0,8 g Eiweiß pro kg Körpergewicht sollten jeden Tag mit der Nahrung zugeführt werden, um die Neubildung von Zellen und Geweben sicherzustellen. Eiweiß ist in Lebensmitteln tierischer und pflanzlicher Herkunft enthalten (Fleisch, Fisch, Gemüse, Hülsenfrüchte). Die Zufuhr von tierischem oder pflanzlichem Eiweiß bedeutet jedoch meist auch eine Zufuhr von Purinen (S. 18), da diese als wesentliche Bestandteile der Zellen ebenfalls in diesen Lebensmitteln enthalten sind. Eiweiß aus Milch und Ei ist purinfrei und deshalb für die Ernährung des Gichtkranken gut geeignet.

Kohlenhydrate liefern dem Körper rasch verfügbare Energie. Die wichtigsten Kohlenhydrate sind Stärke und Zucker. Viele Lebensmittel, die Kohlenhydrate in Form von Stärke enthalten (Vollkornbrot, Kartoffel, Gemüse, Obst), sind auch Träger wichtiger Vitamine. Diese Lebensmittel sind den zuckerhaltigen Backwaren, Süßwaren und süßen Getränken vorzuziehen. Im Überschuß zugeführte Kohlenhydrate werden vom Körper in Fett umgebaut und als »Fettpolster« abgelagert.

Fett ist der energiereichste Nährstoff für den Menschen. 1 g Fett enthält doppelt so viel Energie wie 1 g Kohlenhydrate oder Eiweiß. Diese Energie ist allerdings nicht so rasch verfügbar wie die der Kohlenhydrate. Neben ihrer Aufgabe als Energiequelle erfüllen bestimmte Fette auch eine Funktion als Träger fettlöslicher Vitamine und essentieller Fettsäuren, die der Mensch selbst nicht aufbauen kann. Überschüssiges Fett wird ebenfalls im Fettgewebe abgelagert.

Alkohol ist kein lebensnotwendiger Nährstoff, sondern ein weit verbreitetes Genußmittel. In Deutschland werden zur Zeit im Durchschnitt 8% der täglich aufgenommenen Energie in Form von Alkohol zugeführt. Als Quelle überflüssiger Energie hat der Alkohol für die Entwicklung der Fettsucht große Bedeutung erlangt. Größere Mengen Alkohol schädigen die Leber und andere Organe. Alkohol steigert die Bildung von Purinen in der Leber und hemmt über seine Stoffwechselprodukte die Ausscheidung von Harnsäure durch die Niere. Letztere Wirkungen des Alkohols bleiben beim Gesunden ohne nachteilige Folgen, führen aber beim Gichtkranken zu einem Anstieg der Harnsäurekonzentration im Blut und den anderen Körperflüssigkeiten und können z. B. einen Gichtanfall auslösen.

Vitamine sind lebensnotwendige Steuerelemente wichtiger Stoffwechselvorgänge im menschlichen Körper. Der tägliche Bedarf an den einzelnen Vitaminen wird am besten mit einer abwechslungsreichen, aus Lebensmitteln tierischen und pflanzlichen Ursprungs bestehenden Kost gedeckt.

Mineralstoffe: Kalzium, Kalium und Kochsalz sind die wichtigsten der für die Funktion der Muskulatur oder den Aufbau des Knochens lebensnotwendigen Mineralien.

Wasser ist für alle lebensnotwendigen Stoffwechselvorgänge im menschlichen Körper unentbehrlich. Der Mensch kann zwar längere Zeit hungern, aber nur sehr begrenzte Zeit ohne Wasserzufuhr leben. Eine Wasseraufnahme von 1,5 Liter am Tag, in Form von Getränken, wird als vernünftige Menge angesehen. Patienten mit einer Gicht sollen mehr Wasser aufnehmen, um die Ausscheidung von Harnsäure im Urin zu beschleunigen und durch Senkung der Harnsäurekonzentration im Urin der Bildung von Harnsäuresteinen in den ableitenden Harnwegen vorzubeugen.

≡ Ernährung bei Gicht

Die richtige Ernährung ist auch heute noch, trotz wirksamer Arzneimittel zur Senkung des Harnsäurespiegels im Blut, die Basis der Behandlung der primären Hyperurikämie und der Gicht. Durch eine vernünftige, ernährungsphysiologisch vollwertige Kost können grobe Fehler in der Ernährung ausgeschaltet und die Einnahme von Arzneimittel verringert oder ganz vermieden werden. Besondere Bedeutung kommt der Diät in der Vorbeugung gegen Gichtanfälle und gegen Nierensteinkoliken zu (S. 23). Da die ererbte Anlage für Gicht den Patienten ein Leben lang begleitet, muß die Behandlung notwendigerweise lebenslang durchgeführt werden. Unterbrechungen der Behandlung, insbesondere grobe Diätfehler, führen häufig rasch zum erneuten Ausbruch der Krankheit.

Die an sich wirksamste Diät wäre eine *streng purinarme* Kost mit einer Harnsäurezufuhr von weniger als 300 mg Harnsäure pro Tag und weniger als 2000 mg Harnsäure pro Woche. Diese Diät hat aber in der heutigen Wohlstandsgesellschaft keine Aussicht, über längere Zeit eingehalten zu werden und findet nur in speziellen Fällen Anwendung (S. 25). Die im folgenden dargelegten Prinzipien einer vernünftigen Ernährung bei Gicht durch eine purinarme Kost mit keinesfalls mehr als 500 mg Harnsäure pro Tag verhindern grobe Diätfehler. Sie erlauben zwar an einzelnen Tagen eine Zufuhr bis zu 500 mg Harnsäure, diese sollte aber an anderen Tagen durch eine Zufuhr von etwa 400 mg ausgeglichen werden. Diese Richtlinie stellt einen verwertbaren Kompromiß dar zwischen der wirksamsten Diät – der streng purinarmen – und dem berechtigten Verlangen des Gichtkranken nach einer gesunden und schmackhaften Ernährung ohne einschneidende Beschränkungen.

In der Ernährung des Gichtkranken sollen Eiweiß zu etwa 10%, Fett zu etwa 30% und Kohlenhydrate zu etwa 60% den Energiebedarf decken. Zusätzliche Stoffwechselkrankheiten können geringfügige Abweichungen von dieser Verteilung erfordern (S. 24). Die Verminderung des Puringehaltes der Nahrung und die Einschränkung des Alkoholkonsums sind die wichtigsten Maßnahmen, die durch eine Normalisierung des Körpergewichts noch unterstützt werden. Diese Diät ist auf Dauer zumutbar und könnte auch jedem Gesunden zu seinem Vorteil empfohlen werden.

=== Puringehalt-Angaben in Nährwerttabellen

Die Puringehalte in Lebensmitteln sind recht großen Schwankungen unterworfen. Dies kann durch das Stadium des Wachstums der Pflanzen oder Tiere verursacht sein, aus denen die Lebensmittel gewonnen wurden, oder durch die Art und Dauer der Lagerung. Auch bei der Zubereitung der Lebensmittel kann es zu Veränderungen des Puringehalts kommen, z. B. zu Verlusten in das Kochwasser. Da die Verpflegung *eines* Tages sich aus zahlreichen Lebensmitteln zusammensetzt, werden die Schwankungen im Puringehalt ausgeglichen, und die für einen oder mehrere Tage berechnete Purinzufuhr ist bemerkenswert richtig.

Puringehalte in Lebensmitteln werden mit moderner Methodik durch enzymatische Analysen oder durch spezielle chromatographische Verfahren bestimmt. Diese Methoden sind empfindlicher und genauer als frühere Bestimmungsverfahren. Demzufolge liegen die Werte in der Lebensmitteltabelle dieses Buches in einigen Fällen höher als in älteren Tabellen. Der Puringehalt der Lebensmittel wird als »mg Harnsäure« angegeben, da die enzymatische Analyse diese Verbindung direkt mißt und die für die Entstehung der Gicht wichtigen Purine aus Lebensmitteln im menschlichen Körper zu Harnsäure abgebaut werden. So kann man aus der Tabelle entnehmen, wieviel Harnsäure maximal (Resorptionsverluste im Darm sind abzuziehen) im Stoffwechsel aus den Purinen dieses Lebensmittels entstehen kann. Da nicht von jedem Lebensmittel jeweils 100 g gegessen werden, wird der Harnsäuregehalt sowohl in 100 g als auch pro Portion angegeben.

=== Prinzipien einer vernünftigen Ernährung bei Gicht
(purinarme Diät)

1. Vermeiden Sie purinreiche Lebensmittel wie Innereien oder Meeresfrüchte sowie die Haut von Geflügel, Schwein und Fisch.
   Essen Sie nur *einmal* am Tag Fleisch, Fleischwaren oder Fisch.
   Bevorzugen Sie darüber hinaus magere Milchprodukte als Eiweißquellen.
2. Falls Sie auf den Genuß von Alkohol nicht verzichten möchten, ist zum Mittag- und Abendessen eine normale Portion eines alkoholhaltigen Getränkes erlaubt, aber beachten Sie auch die darin enthaltene Energie!
3. Verringern Sie die Energiezufuhr, bis Sie Ihr Sollgewicht erreicht haben. Ersetzen Sie beim Essen Quantität durch Qualität.

Zu 1.

Die Harnsäurekonzentration im Blut und anderen Körperflüssigkeiten steigt proportional der mit der Nahrung zugeführten Purinmenge an. Die tägliche Menge dieser exogenen Purine kann je nach Kost bis zu 800 mg erreichen. Eine Senkung der exogenen Harnsäuremenge führt zu einem Abfall des Harnsäurespiegels im Blut. Purine sind vor allem in zellreichen Organen wie Leber, Niere, Bries, Lunge, kurz allen Innereien, und Haut enthalten. Diese sind für den Gichtkranken ausgesprochen ungünstig. Früher wurden auch Fleisch, Wurst und Fisch verboten. Es gibt jedoch pflanzliche Lebensmittel wie Linsen, Erbsen und Bohnen, die pro 100 g nicht weniger Purine enthalten als Fleisch. Andere pflanzliche Lebensmittel wie Spinat, Spargel, Feldsalat enthalten pro 100 kcal sogar mehr Purine als Fleisch. Um den Eiweiß- und Energiebedarf zu decken, müßte man in Form von Gemüse wegen der geringen Energiedichte eine so große Menge zuführen, daß auch mit diesen pro Gewichtseinheit »purinarmen« Lebensmitteln eine größere Purinmenge zugeführt wird (Tabelle 1). Man hat deshalb die sehr einschneidenden Diätvorschriften verlassen und nur noch eine Beschränkung auf **eine** normale Portion (100–150 g) Fleisch, Fisch oder Geflügel pro Tag empfohlen.

Magere Milchprodukte (Quark, Käse) sind purinfrei oder purinarm und deshalb als Eiweißträger in der Ernährung des Gichtkranken besonders geeignet.

Zu 2.

Alkohol vermehrt die Harnsäurebildung in der Leber und hemmt die Harnsäureausscheidung durch die Niere. Übermäßiger Alkoholgenuß ist deshalb häufig die Ursache eines Gichtanfalls. Dem Patienten mit einer Hyperurikämie muß dieser Zusammenhang bewußt sein, und er sollte die Empfehlung einer normalen Portion Alkohol, d. h. **ein** Glas Bier oder **ein** Glas Wein oder **ein** Glas Aperitif, jeweils zu den beiden Hauptmahlzeiten, nicht überschreiten.

Zu 3.

Bei Übergewicht führt eine Gewichtsreduktion im allgemeinen auch zu einer Senkung erhöhter Harnsäurespiegel im Blut. Abgesehen davon begünstigt Fettsucht weitere Stoffwechselkrankheiten wie Diabetes und Hypercholesterinämie und sollte allein deshalb beseitigt werden.

Eine Gewichtsabnahme soll nicht mit einer Radikalkur (z. B. totales Fasten) durchgeführt werden, da totales Fasten mit einer Hemmung der Harnsäureausscheidung durch die Niere einhergeht und einen für den Gichtkranken gefährlichen Anstieg des Harnsäurespiegels verursacht. Eine

Tab. 1: Harnsäuregehalt (mg) pro 100 g Nahrungsmittel, pro 100 kcal und pro Portion

	100 g	mg Harnsäure 100 kcal	Portion	Portions-größe g
Schweineleber	300	216	375	125
Kalbsniere	210	163	263	125
Forelle	200	185	400	200
Karpfen	150	125	225	150
Schweinefleisch	200	52	225	150
Rindfleisch	140	91	210	150
Kalbfleisch	150	145	225	150
Linsen (getrocknet)	200	67	100	50
Erbsen (frisch)	150	223	225	150
Bohnen (weiß)	180	64	90	50
Spinat	50	455	100	200
Spargel	25	167	50	200
Feldsalat	24	233	7	30
Blumenkohl	45	252	68	150
Chinakohl	25	200	12	50
Rosenkohl	60	205	90	150
Schwarzwurzel	70	500	105	150

deutliche Verminderung der Energiezufuhr, z. B. 1000 kcal pro Tag, bringt bereits eine spürbare Gewichtsreduktion (s. S. 146).

Ratschläge zur praktischen Durchführung der Diät

Wichtigste Regel in der richtigen Ernährung des Gichtkranken ist nicht das Verbot von Fleisch und nicht ein völliger Verzicht auf Alkohol, sondern das **Maßhalten**. Vermeiden Sie die Extreme, z. B. Hungern oder Dursten, aber auch Festessen und Alkoholtouren.

Eine Diät, die wenig verbietet

Innereien wie Niere, Leber, Herz, Zunge und Bries sind sehr zellkernreich und enthalten deshalb besonders viele Purine. Sie sind verboten. Auch Ölsardinen, Sardellen und Sprotten sollten wegen ihres hohen Puringehalts von Ihnen nicht gegessen werden. Auch Haut enthält viel Purine.

Für die Verwendbarkeit der übrigen Lebensmittel in der Ernährung des Gichtkranken ist nicht allein der Gehalt an Purinen, sondern vor allem die Menge, die man von dem einzelnen Lebensmittel verzehrt, entscheidend. Hierzu zwei Beispiele:

- Eine Portion Fleisch von 200 g enthält bis zu 300 mg Harnsäure. Diese Menge entspricht bereits der gesamten endogenen Harnsäurebildung pro Tag. Der Gichtkranke sollte nur **eine** Fleischmahlzeit (100–150 g Fleisch) am Tag essen, da Gemüse und andere Beilagen auch Harnsäure enthalten.
- Trockener Fleischextrakt hat einen sehr hohen Harnsäuregehalt. Da aber zum Würzen weniger als 1 g ausreichen, ist gegen eine sparsame Verwendung nichts einzuwenden.

Empfohlen werden täglich einmal 100 bis 150 g Fleisch oder Wurstwaren oder Geflügel oder Wild oder Fisch. Magere Milchprodukte (Quark, Käse bis zu 30% Fett i.T.) und Ei sind als purinfreie Eiweißquellen besonders gut geeignet.

Eine fleischfreie, also strenge vegetarische Ernährung ist nicht unbedingt purinarm, da Lebensmittel pflanzlicher Herkunft weniger Energie enthalten und man mit den größeren Mengen an Gemüse als Hauptgericht mehr Purine aufnimmt, als mit dem gleichen Gemüse als Beilage. Sogenannte alternative Lebensmittel, z.B. aus Soja, enthalten manchmal beachtliche Mengen Purine, wenn sie Hefehydrolysate enthalten.

Hülsenfrüchte (Erbsen, Bohnen, Linsen) sollten Sie nur gelegentlich essen. Alle übrigen Lebensmittel pflanzlicher Herkunft können in ausgewogenen Mengen im Rahmen des Energiebedarfs verzehrt werden.

Eine reichliche Zufuhr von Flüssigkeit ist erwünscht. Als Getränke werden Wasser, natriumarme Mineralwässer, Fruchtsäfte, Kaffee und Tee empfohlen. Alkoholhaltige Getränke sollten nur in begrenzten Mengen genossen werden, d. h. *ein* Glas Bier oder *ein* Glas Wein oder *einen* Aperitif zum Mittag- und zum Abendessen.

Diese Diät kann auch ohne Probleme eingehalten werden, wenn *eine* Hauptmahlzeit in einer Kantine eingenommen werden muß, sofern dort mehr als ein Gericht zur Auswahl angeboten wird.

▬ Vorurteile, die es auszuräumen gilt!

Kaffee, Tee, Kakao und Schokolade sind nicht verboten, da die darin enthaltenen Purine nicht zu Harnsäure abgebaut werden. Der Energiegehalt von Schokolade ist allerdings anzurechnen.

Kohlensäurehaltige Wässer darf der Gichtkranke trinken.

Tomaten darf der Gichtkranke essen.

Zwischen »hellem« und »rotem« Fleisch besteht hinsichtlich des Puringehalts kein wesentlicher Unterschied.

Für die Beurteilung von Weißwein und Rotwein in der Diät des Gichtkranken ist allein der Alkoholgehalt entscheidend. Er liegt bei Rotwein etwas höher.

Bier enthält neben Alkohol auch Purine, die zu Harnsäure abgebaut werden. Alkoholarmes oder -freies Bier enthält etwa gleichviel Purine wie normales Bier, aber weniger Alkohol.

Der im Haushaltszucker enthaltene Fruchtzucker (Fruktose) kann, in extrem hohen Mengen verzehrt, den Harnsäurespiegel erhöhen. Es besteht jedoch kein Grund, dem Gichtkranken Zucker in vernünftigen Mengen zu verbieten.

▬ Streben Sie Ihr Sollgewicht an!

Sollgewicht (BROCA) (kg) = Körpergröße (cm) − 100

Durch das Geschlecht oder den Körperbau bedingte Unterschiede im Gewicht sind zwar bei wissenschaftlichen Fragestellungen wichtig, erfordern jedoch komplizierte Berechnungen, deren Gewinn für die praktische Ernährung vorerst in keinem Verhältnis zum Aufwand steht.

Auf den Seiten 146−173 sind Tagesbeispiele für eine Reduktionskost mit 1000 kcal (4184 kJ) angegeben. Eine Abmagerungskur über mehrere Tage mit weniger als 1000 kcal pro Tag nicht ohne ärztliche Beratung und Überwachung durchführen!

Kontrollieren Sie bis zum Erreichen des Sollgewichts täglich Ihr Gewicht! Wer einmal Übergewicht hatte, sollte sich wenigstens einmal in der Woche auf die Waage stellen.

Wichtige Verhaltensmaßregeln während einer Abmagerungskur sind:

– Nur eine deutliche Verminderung der Energiezufuhr, z.B. auf 1000 kcal (4184 kJ) pro Tag (S. 146), bringt spürbare Gewichtsabnahme!

– Die Nahrung soll in mehreren kleinen Mahlzeiten aufgenommen werden.
Lassen Sie sich Zeit beim Essen, und trinken Sie zu Beginn ein großes Glas Wasser!

– Zusammensetzung und Größe der Mahlzeiten werden bereits am Vortag festgelegt und nicht mehr geändert.

– Die Urinmenge muß mindestens 2 Liter pro Tag betragen.

– Das Körpergewicht wird täglich kontrolliert und notiert, am besten in Form einer Gewichtskurve.

– Der Patient muß sich für die angestrebte Gewichtsabnahme selbst ein Ziel setzen. Mit einer 1000 kcal-Diät kann man pro Woche mindestens 0,5 kg, bei entsprechender körperlicher Tätigkeit noch mehr abnehmen.

– Zum Ansporn sollte man sich für den Erfolg auch eine Belohnung aussetzen – aber nicht in Form von erneutem übermäßigem Essen.

≡ Besonderheiten der Diät

≡ Diät beim Gichtanfall

Wenn trotz Behandlung ein Gichtanfall auftritt, soll der Patient weniger essen, am besten purinarm, und viel Wasser trinken in Form von Tee, Fruchtsäften oder Mineralwässern. Vorausgegangene Diätfehler oder auslösende Ursachen (S. 10) sollten als solche erkannt und in Zukunft vermieden werden.

≡ Diät bei Harnsäuresteinleiden

Harnsäure ist im Urin schwer löslich. Schon bei längerem Stehen eines normalen Urins bilden sich Harnsäurekristalle. Diese Neigung zur Kristallbildung steigt mit der Konzentration der Harnsäure im Urin an. Ziel der Diät bei Harnsäuresteinleiden ist es, durch die Verringerung der Harnsäurezufuhr mit der Nahrung und damit der Harnsäureausscheidung im Urin die Bildung von Harnsäuresteinen zu verhindern. Darüberhinaus sind eine Verdünnung der Harnsäure im Urin durch erhöhte Urinmenge und die Neutralisierung des Urins, wodurch die Harnsäure besser in Lösung geht, als vorbeugende Maßnahmen gegen Harnsäuresteine nützlich.

Die Verdünnung des Urins wird durch reichliche Flüssigkeitszufuhr erreicht. Entscheidend ist die Menge des Urins, die 2 Liter in 24 Stunden nicht unterschreiben soll. Wasserverluste durch Schwitzen, z.B. im Sommer, müssen bei der Trinkmenge berücksichtigt werden. Die Flüssigkeitszufuhr muß rund um die Uhr, d.h. speziell vor dem Einschlafen und gegebenenfalls auch nachts, erfolgen, damit die Harnsäurekonzentration im Urin zu keiner Zeit in gefährliche Bereiche ansteigt.

Der Urin ist bei normaler Ernährung leicht sauer. Harnsäure ist jedoch in neutralen Lösungen besser löslich. Eine weitere wichtige Maßnahme ist deshalb die »Neutralisierung« des Urins. Die purinarme Ernährung mit weniger Fleisch verändert an sich schon die Eigenschaften des Urins in diese Richtung. Eine weitere Verbesserung der Löslichkeit der Harnsäure im Urin muß der Arzt mit Arzneimitteln herbeiführen.

Diät bei Komplikationen durch eine Gichtniere

Bluthochdruck, eine häufige Folge der Gichtniere, erfordert trotz moderner Arzneimittel zur Senkung des Blutdrucks eine Einschränkung der Natriumzufuhr. Natrium wird nicht nur als Kochsalz (Natriumchlorid), sondern auch in Form anderer Natriumsalze aufgenommen. Kochsalz sollte in der Küche sparsam, am Tisch überhaupt nicht verwendet werden. Diätsalz bietet einen brauchbaren Ersatz. Fertiggerichte und Konserven jeder Art enthalten in der Regel zu viel Kochsalz und sollten von Patienten mit Bluthochdruck nicht oder nur sehr wenig verzehrt werden. Fettsucht begünstigt den Bluthochdruck und sollte deshalb abgebaut werden.

Im Falle einer stärkeren Einschränkung der Nierenfunktion als Folge einer Gichtniere ist eine spezielle Diät notwendig, die den Eiweißgehalt der Nahrung besonders zu berücksichtigen hat. Hier wird auf das »Diätbuch für Nierenkranke« von Prof. KLUTHE und Dr. QUIRIN aus dieser Reihe verwiesen.

Diät bei weiteren Stoffwechselkrankheiten

Fettsucht begünstigt die Entstehung von Zuckerkrankheit, Fettstoffwechselstörungen und Gicht. Eine Kombinaton dieser Stoffwechselkrankheiten ist in unserer Wohlstandsgesellschaft mit einem Überangebot an Nahrung und Genußmitteln nicht selten. Die wichtigste diätetische Maßnahme ist bei Fettsucht und einer oder mehrerer dieser Stoffwechselstörungen die Gewichtsreduktion (S. 146 und ff.).

Liegt bei einer Gicht auch eine Zuckerkrankheit vor, so kann die Diabetesdiät sehr einfach um die Richtlinien der purinarmen Diät (S. 17) erweitert werden. Die wichtigsten Prinzipien der Diabetes-Diät sind die Beseitigung von Fettsucht, das Verbot von Zucker und die Verteilung der Nährstoffzufuhr auf mehrere kleine Mahlzeiten pro Tag.

Auch die diätetische Behandlung der Störungen des Fettstoffwechsels läßt sich ohne Schwierigkeiten mit der Diät bei Gicht in Einklang bringen.

Steht eine Hypercholesterinämie im Vordergrund, sollte die gesamte Fettzufuhr möglichst niedrig (30% des Energiebedarfs), dabei die Zufuhr an mehrfach ungesättigten Fettsäuren jedoch relativ erhöht sein. Cholesterinreiche Lebensmittel sollten gemieden werden.

Bei Hypertriglyceridämie ist die Beseitigung einer Fettsucht am wichtigsten. Alkohol verstärkt eine Hypertriglyceridämie und sollte gemieden werden. Stärkehaltige Nahrungsmittel sind günstiger als zuckerhaltige. Der Kohlenhydratanteil der Diät sollte 50% der Energie nicht übersteigen.

Bei Störungen des Fettstoffwechsels ziehe man das Buch »Der Cholesterin-Ratgeber« von Prof. SCHLIERF und Mitarbeitern aus dieser Reihe zu Rate.

Streng purinarme Diät

Eine streng purinarme Diät soll nicht mehr als 300 mg Harnsäure pro Tag und nicht mehr als 2000 mg Harnsäure pro Woche enthalten. Mit dieser Diät kann man die Harnsäurebildung im Körper und die Harnsäureausscheidung im Urin stark verringern. Diese strenge Diät hat aber bei den heutigen Ernährungsgewohnheiten keine Aussicht, für längere Zeit eingehalten zu werden. Sie wird deshalb vom Arzt nur in sehr hartnäckigen Fällen und zur Prüfung des Einflusses der Diät auf den Harnsäurespiegel im Blut für einige Tage verordnet.

Bei dieser Kost wird Eiweiß vor allem in Form von mageren Milchprodukten und als pflanzliches Eiweiß zugeführt. Muskelfleisch kann zur Geschmacksverbesserung nur gelegentlich und in kleinen Mengen erlaubt werden. Die gesamte Eiweißmenge soll den Bedarf von 0,8 g pro kg Körpergewicht nicht übersteigen. Die Energiezufuhr wird knapp bemessen. Alkohol ist verboten. Die Wasserzufuhr soll mindestens zwei Liter pro Tag betragen. Auf den Seiten 114–145 sind sieben Tagesbeispiele einer streng purinarmen Diät angegeben.

=== Bei der Behandlung der Gicht mit Arzneimitteln ist zu beachten

- Sie müssen trotzdem eine Diät einhalten, da diese den Stoffwechsel entlastet. Durch grobe Fehler in der Ernährung kann trotz Arzneimittel ein Gichtanfall oder eine Nierensteinkolik verursacht werden.

- Halten Sie sich genau an die Anordnungen hinsichtlich der täglichen Menge und der Dauer der Einnahme des Arzneimittels! Da die Gicht eine angeborene Stoffwechselkrankheit ist, bleibt die ihr zugrundeliegende Stoffwechselstörung ein Leben lang bestehen. Durch die Behandlung werden nur die Folgen, nicht aber die Ursache dieser Krankheit beseitigt.
  Eigenmächtiges Unterbrechen der Behandlung provoziert einen Rückfall.

- Lassen Sie die vom Arzt verordneten Kontrollen des Harnsäurespiegels im Blut regelmäßig durchführen. Nur so kann die Behandlung mit dem geringsten Risiko zum besten Erfolg führen.

- Sorgen Sie vor Feiertagen oder vor dem Antritt einer Reise für einen ausreichenden Vorrat des Arzneimittels.

- Tritt während der Behandlung ein Gichtanfall oder eine Nierensteinkolik auf, sollten Sie sich in Ihrer Ernährung an die Ratschläge auf Seite 23 halten, das Arzneimittel aber, wie verordnet, weiter einnehmen. Suchen Sie Ihren Arzt auf, damit er Sie von den Schmerzen befreit. Er wird auch den Harnsäurespiegel im Blut kontrollieren und, falls notwendig, die Arzneimitteltherapie ändern. Sollte eine dieser akuten Schmerzattacken trotz regelmäßiger Einnahme des Arzneimittels auftreten, erforschen Sie Ihr Gewissen, ob Sie keinen groben Diätfehler begangen haben oder einer der auf Seite 10 geschilderten Auslösesituationen ausgesetzt waren. Ziehen Sie aber nicht den Schluß, die Behandlung habe nichts genützt. Ohne Behandlung wäre diese Komplikation früher aufgetreten und schwerer verlaufen.

≡ ## Puringehalt in Lebensmitteln

Tab. 2 (angegeben als »mg Harnsäure«)

Lebensmittel 100 g eßbarer Anteil	Harnsäure (mg) pro 100 g	Portion	Portions- größe (g)	Energie (kcal) pro 100 g	Portion
Fleisch, Geflügel, Fleischwaren					
Rindfleisch					
Braten, roh	140	210	150	154	231
Filet, roh	150	225	150	122	183
Ochsenbrust, roh	110	165	150	259	389
Schulter, roh	130	195	150	145	218
Schweinefleisch					
Braten, roh	150	225	150	289	434
Filet, roh	170	255	150	190	285
Schnitzel, roh	170	255	150	204	306
Schulter, roh	160	240	150	287	431
Kalbfleisch					
Braten, roh	150	225	150	103	155
Haxe, roh	140	210	150	103	155
Lende, roh	160	240	150	135	203
Hammelfleisch					
Braten, roh	140	140	100	239	239
Lammfleisch					
Schlegel, roh	120	150	125	122	153
Pferdefleisch					
Rose	140	210	150	113	170
Wild					
Hase, Schulter, roh	170	255	150	119	179
Hirsch, Schlegel, roh	160	240	150	118	177
Kaninchen, roh	150	225	150	158	237
Reh, Schlegel, roh	150	225	150	103	155
Geflügel					
Ente, roh	150	225	150	232	348
Ente, gebraten	180	270	150	296	444
Gänsebrust, roh	120	180	150	179	269
Hühnerkeule, roh	160	240	150	109	164
Huhn, gegrillt, mit Haut	240	360	150	191	287
Haut, gegrillt	300	60	20	–	–
Putenschnitzel, roh	120	180	150	112	168

Tab. 2   (Forts.)

Lebensmittel 100 g eßbarer Anteil	Harnsäure (mg) pro		Portions-größe (g)	Energie (kcal) pro	
	100 g	Portion		100 g	Portion
Innereien					
Kalbsbries, roh	900	900	100	104	104
Kalbsherz, roh	180	180	100	114	114
Kalbshirn, roh	90	90	100	112	112
Kalbsleber, roh	260	325	125	119	149
Kalbslunge, roh	240	300	125	94	118
Kalbsmilz, roh	340	340	100	105	105
Kalbsniere, roh	210	263	125	129	161
Rinderhirn, roh	90	90	100	131	131
Rindskutteln, roh	140	175	125	127	159
Rinderleber, roh	360	450	125	119	149
Rinderlunge, roh	340	425	125	103	129
Rinderzunge, roh	160	240	150	212	318
Schweineherz, roh	180	180	100	105	105
Schweinehirn, roh	80	80	100	126	126
Schweineleber, roh	300	375	125	139	174
Schweinemilz, roh	380	475	125	106	133
Schweineniere, roh	255	320	125	117	146
Schweinezunge, roh	140	210	150	230	345
Fleisch- und Wurstwaren					
Bierschinken	80	80	100	239	239
Blutwurst	40	60	150	404	606
Bockwurst	110	165	150	281	422
Bratwurst, Kalb	90	135	150	273	410
Bratwurst, Schwein	100	150	150	347	521
Corned beef	60	75	125	147	184
Fleischwurst	80	100	125	301	376
Frankfurter Würstchen	70	105	150	336	504
Frühstücksfleisch	50	63	125	292	365
Jagdwurst	100	125	125	349	436
Knackwurst	110	140	125	355	444
Lachsschinken	180	180	100	433	433
Landleberwurst	110	55	50	414	207
Leberkäs	70	105	150	323	485
Leberwurst	120	60	50	425	213
Mettwurst	70	35	50	460	230
Mortadella, deutsch	120	120	100	349	349
Preßsack, weiß	60	90	150	376	564
Preßsack, rot	60	90	150	376	564
Putenwurst	130	130	100	193	193
Salami	100	50	50	525	263
Schinken, gekocht, mager	130	130	100	177	177

Tab. 2 (Forts.)

Lebensmittel	Harnsäure (mg) pro		Portions-größe (g)	Energie (kcal) pro	
100 g eßbarer Anteil	100 g	Portion		100 g	Portion
Schinken, gekocht, durchwachsen	110	110	100	219	219
Schinken, roh, mager	160	160	100	280	280
Schinken, roh, durchwachsen	130	130	100	366	366
Speck, fett	10	3	30	771	231
Streichleberwurst	140	70	50	373	187
Weißwurst	70	123	175	291	509
Wiener Würstchen	80	120	150	284	426
Fische					
Dorsch, ohne Haut	180	270	150	79	119
Forelle, mit Haut	200	400	200	108	216
Hering, mit Haut	320	480	150	238	357
Hering, ohne Haut	190	285	150	238	357
Heilbutt, ohne Haut	170	255	150	145	218
Kabeljau, mit Haut	110	165	150	79	119
Karpfen, mit Haut	150	225	150	120	180
Makrele, mit Haut	170	255	150	187	281
Rotbarsch, ohne Haut	130	195	150	110	165
Schellfisch, ohne Haut	140	210	150	77	116
Schellfisch, mit Haut	180	275	150	77	116
Scholle, ohne Haut	130	195	150	80	120
Seelachs, mit Haut	180	250	150	85	128
Weinbergschnecken	95	143	150	77	116
Räucherfische					
Aal	80	80	100	335	335
Bückling, ohne Haut	145	145	100	379	379
Forelle, ohne Haut	180	180	100	135	135
Heilbutt	200	200	100	228	228
Lachs	170	170	100	257	257
Makrele	170	170	100	228	228
Rotbarsch, ohne Haut	160	160	100	151	151
Schillerlocken	140	140	100	308	308
Sprotten	500	500	100	249	249
Fischkonserven					
Anchovis, Sardellen	260	52	20	107	21
Bismarckhering	180	270	150	215	323
Brathering, ohne Haut	160	240	150	248	372
Fischstäbchen	110	165	150	164	246
Hering in Gelee	90	135	150	168	252
Kaviar, deutsch	20	10	50	118	59
Krabben	165	165	100	124	124

Tab. 2 (Forts.)

Lebensmittel	Harnsäure (mg) pro		Portions- größe (g)	Energie (kcal) pro	
100 g eßbarer Anteil	100 g	Portion		100 g	Portion
Matjesfilet	210	210	100	205	205
Ölsardinen mit Haut und Gräten	350	350	100	430	430
Thunfisch in Öl	180	180	100	290	290
Milch, Milchprodukte, Eier					
Vollmilch	0	0	200	66	132
Joghurt, natur	0	0	125	71	89
Quark, 20% Fett i. d. Tr.	0	0	100	112	112
Camembert, 45% Fett i. d. Tr.	30	15	50	286	143
Emmentaler, 45% Fett i. d. Tr.	10	3	30	385	116
Gouda, alt, 45% Fett i. d. Tr.	16	8	50	365	183
Harzer Käse, 10% Fett i. d. Tr.	20	10	50	135	68
Limburger, 20% Fett i. d. Tr.	24	12	50	188	94
Schafskäse	30	15	50	385	193
Schmelzkäse, 60% Fett i. d. Tr.	13	4	30	323	97
Schmelzkäse, 40% Fett i. d. Tr.	20	6	30	251	75
Schmelzkäse, 20% Fett i. d. Tr.	26	8	30	176	53
Vollei (1 Ei = 60 g)	< 5	3	60	160	96
Fette					
Butter	0	0	10	734	73
Margarine	0	0	10	709	71
Kartoffeln und Kartoffelprodukte					
Kartoffel, roh	15	23	150	68	102
Kartoffel, gekocht	15	23	150	68	102
Kartoffelknödel, halb und halb	60	30	50	327	164
Pürreepulver	60	36	60	313	188
Kartoffelchips, mit Paprika	90	27	30	507	152
Kartoffelchips, gesalzen	70	21	30	507	152

Tab. 2 (Forts.)

Lebensmittel 100 g eßbarer Anteil	Harnsäure (mg) pro 100 g	Portion	Portions- größe (g)	Energie (kcal) pro 100 g	Portion
Gemüse					
Artischocken	50	75	150	18	27
Auberginen	20	30	150	15	23
Bambussprossen, Dose	15	8	50	13	7
Blumenkohl	45	68	150	18	27
Broccoli	50	75	150	21	32
Chicorée	15	8	50	14	7
Chinakohl	25	12	50	11	6
Endivie	11	3	30	7	2
Feldsalat	24	7	30	10	3
Fenchel	16	24	150	20	30
Grünkohl	30	45	150	30	45
Gewürzgurken	15	8	50	8	4
Karotten	15	23	150	24	36
Kohlrabi	30	30	100	21	21
Kopfsalat	10	3	30	9	3
Kresse	30	6	20	29	6
Kürbis	7	10	150	24	36
Lauch (Porrée)	40	60	150	21	32
Mais, Dose	50	50	100	270	270
Oliven, schwarz	30	9	30	128	38
Oliven, grün	25	8	30	128	38
Paprika, grün	10	10	100	18	18
Paprika, rot	15	15	100	18	18
Radieschen, Rettich	10	5	50	13	7
Rosenkohl	60	90	150	29	44
Rote Bete, frisch	20	30	150	40	60
Rotkraut	40	60	150	19	29
Salatgurken	6	9	150	11	17
Sauerampfer	55	14	25	23	6
Sauerkraut	20	30	150	16	24
Schnittlauch	30	6	20	21	4
Schwarzwurzeln	70	105	150	14	21
Sellerie (Knolle)	30	15	50	16	8
Spargel	25	50	200	15	30
Spinat, frisch	50	100	200	11	22
Tapioka	30	3	10	133	13
Tomaten	10	15	150	18	27
Weißkraut	20	30	150	23	35
Wirsing	40	60	150	20	30
Zucchini	20	30	150	15	23
Zwiebeln	15	3	20	29	6

Tab. 2   (Forts.)

Lebensmittel	Harnsäure (mg) pro		Portions-größe (g)	Energie (kcal) pro	
100 g eßbarer Anteil	100 g	Portion		100 g	Portion
Hülsenfrüchte					
Bohnen, grün, frisch	42	63	150	31	47
Bohnen, weiß, getrocknet	180	90	50	279	140
Erbsen, grün, frisch	150	225	150	67	101
Kichererbsen	130	130	100	147	147
Linsen, getrocknet	200	100	50	301	151
Sojabohnen	220	44	20	293	59
Sojakeimlinge	15	7	50	52	26
Sojafleisch, verzehrfertig	50	50	100	320	320
Soja-Knackwurst	100	100	100	330	330
Sojaschrot	200	100	50	343	172
Sojasoße	60	3	5	71	4
Tofu	70	70	100	77	77
Pilze					
Austernpilze, frisch	90	180	200	25	50
Champignon, frisch	60	90	200	14	28
Maronen, frisch	50	75	150	25	38
Pfifferlinge, frisch	30	45	200	23	46
Steinpilze, frisch	80	120	200	34	68
Egerlinge, frisch	100	150	150	15	23
Obst					
Ananas	20	20	100	55	55
Apfel	15	15	100	54	54
Aprikosen	20	30	150	44	66
Avocado	30	30	100	205	205
Bananen	25	25	100	91	91
Birnen	15	23	150	55	83
Brombeeren	15	22	150	41	62
Erdbeeren	25	37	150	32	48
Grapefruit	15	15	150	41	62
Heidelbeeren, tiefgefroren	20	30	150	50	75
Himbeeren	18	27	150	35	53
Johannisbeeren, rot	15	23	150	35	53
Kirschen, süß	15	23	150	62	93
Kiwi	19	10	80	51	41
Melone, Honig-	25	50	150	54	81
Melone, Wasser-Melone	20	40	150	35	52
Orangen	20	30	150	42	63
Pfirsich	18	27	150	41	62

Tab. 2   (Forts.)

Lebensmittel 100 g eßbarer Anteil	Harnsäure (mg) pro 100 g	Portion	Portions- größe (g)	Energie (kcal) pro 100 g	Portion
Preiselbeeren	13	7	50	36	18
Rhabarber	5	8	150	14	21
Stachelbeeren,					
tiefgefroren	15	23	150	28	42
Weintrauben, weiß	20	30	150	69	104
Weintrauben, blau	20	30	150	69	104
Zwetschgen	20	30	150	49	74
Trockenobst					
Äpfel	60	30	50	261	131
Aprikosen	75	38	50	244	122
Datteln	50	25	50	276	138
Feigen	60	30	50	239	120
Pflaumen	60	30	50	226	113
Nüsse und Samen					
Erdnüsse	70	21	30	539	162
Haselnüsse	40	8	20	603	121
Mandeln	40	8	20	554	111
Paranüsse	22	4	20	621	124
Walnüsse	25	5	20	622	124
Sonnenblumenkerne	160	16	10	537	54
Sesamsamen	80	4	5	525	26
Brot und Backwaren					
Ballaststoff-Roggen-					
Knäckebrot	100	10	10	350	35
Brötchen	40	18	45	263	118
Leinsamenbrot	45	18	40	275	110
Lieken Urkorn	75	38	50	194	97
Milch-Vollkorn-					
Knäckebrot	100	10	10	350	35
Mischbrot	45	22	50	222	111
Roggen, Sechskorn	66	33	50	211	106
Roggenvollkornbrot	50	25	50	194	97
Roggen-Vollkorn-					
Knäckebrot	120	12	10	320	32
Weißbrot	40	20	50	232	116
Weizenknäckebrot	100	10	10	320	32
Weizenknäckebrot					
mit Sesam	160	16	10	367	37
Weizenvollkornbrot	60	30	50	198	99
Zwieback	60	6	10	366	37
Cornflakes	80	16	20	348	70
Nürnberger Lebkuchen	60	24	40	425	170
Salzstangen	100	30	30	345	104

Tab. 2   (Forts.)

Lebensmittel	Harnsäure (mg) pro		Portions-größe (g)	Energie (kcal) pro	
100 g eßbarer Anteil	100 g	Portion		100 g	Portion
Nährmittel und Getreide					
Buchweizen f. Haupt-gericht	150	75	50	346	173
Buchweizen f. Suppe	150	23	15	346	52
Gerstengraupen f. Suppe	100	20	20	329	66
Grieß f. Suppe	80	12	15	321	49
Grünkern f. Haupt-gericht	125	100	80	327	262
Grünkernmehl f. Suppe	125	13	10	360	36
Haferflocken f. Suppe	100	15	15	355	53
Hirse f. Hauptgericht	85	51	60	346	208
Hirse f. Suppe	85	13	15	346	52
Nudeln, Vollkorn-, gekocht					
für Hauptgericht	50	150	300	159	477
für Beilage	50	90	180	159	286
Nudeln, Vollkorn-, roh					
für Hauptgericht	80	80	100	343	343
für Beilage	80	48	60	343	206
Nudeln, Eier-, gekocht					
für Hauptgericht	22	66	300	116	348
für Beilage	22	40	180	116	209
Nudeln, Eier-, roh					
für Hauptgericht	60	60	100	354	354
für Beilage	60	36	60	354	212
Reis, natur, gekocht					
für Beilage	35	63	180	237	427
Reis, weiß, gekocht					
für Beilage	25	45	180	90	162
Roggen, ganzes Korn					
für Hauptgericht	70	56	80	269	215
Sago	80	16	20	350	70
Weizen, ganzes Korn					
für Hauptgericht	90	72	80	309	247
Weizenmehl, Typ 405	40	4	10	349	35
Gewürze, Kräuter und Zutaten					
Bäckerhefe	450	18	2	102	2
Gelatine	15	0	6	339	20
Kakao, Pulver	80	4	5	357	18
Kapern	20	3	15	10	2
Kümmel	150	3	2	0	0
Meerrettich	30	2	15	60	9
Orangeat (1 Päckchen)	25	30	100	320	320
Petersilie	40	1	2	61	1
Tomatenketchup	60	12	20	108	22

Tab. 2 (Forts.)

Lebensmittel	Harnsäure (mg) pro		Portions-größe (g)	Energie (kcal) pro	
100 g eßbarer Anteil	100 g	Portion		100 g	Portion
Süßwaren					
Halbbitterschokolade	70	20	30	553	166
Marzipan	50	15	30	466	140
Nougat, hell oder dunkel	60	18	30	578	173
Nuß-Nougat-Creme	70	21	30	513	154
Vanilleeiscreme	10	10	100	203	203
Vollmilchschokolade	60	18	30	555	167
Alkoholfreie Getränke					
Bohnenkaffee, Getränk	0	0	125	2	3
Tee, Getränk	0	0	125	1	1
Coca Cola	10	20	200	42	84
Coca Cola light	< 5	4	200	1	1
Bier, hell, alkoholfrei	10	50	500	30	150
Apfelsaft	8	8	100	47	47
Grapefruitsaft	10	10	100	48	48
Karottensaft	5	5	100	21	21
Orangensaft	12	12	100	45	45
Sanddornsaft	3	3	100	42	42
Tomatensaft	5	5	100	17	17
Alkoholische Getränke					
Klarer Schnaps	0	0	20	248	50
Pils	10	33	330	66	218
Rotwein	0	0	200	76	152
Sekt	0	0	200	81	162
Vermouth, weiß	10	5	50	120	60
Vollbier, hell	15	75	500	55	275
Weißbier,	15	75	500	53	265
Weißwein	0	0	200	76	152

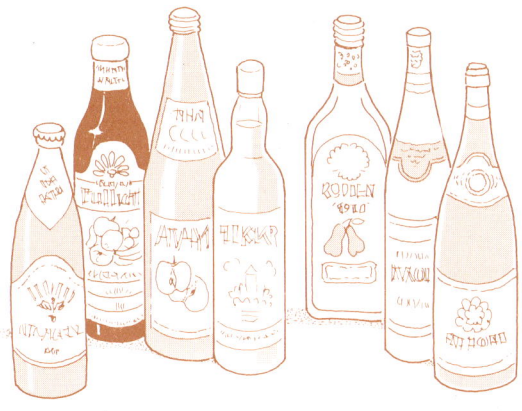

Die Rezepte

Allgemeines

Rezeptbesprechung

- Die Rezeptangaben sind für 1 Person berechnet.

- Bei Backwaren ist die Zahl der Portionen (Stücke) angegeben.

- In den Rezepten der Speisepläne sind außer der Mengenangaben der Lebensmittel die Nährwerte von Harnsäure, Eiweiß, Fett, Kohlenhydrate und Ballaststoffe aufgeführt. Die Energie der Lebensmittel ist in Kilokalorien und in Kilojoule angegeben.

- Die Nährwertberechnungen wurden mit dem Prodi Computerprogramm, Wissenschaftliche Verlagsgemeinschaft, Stuttgart (1989) durchgeführt.

- Die Berechnung der **Harnsäurewerte** erfolgte mit neuen Purinwerten für Lebensmittel (Tabelle 2), die mit einer spezifischen enzymatischen Methode bestimmt wurden. Die Puringehalte werden als »mg Harnsäure« angegeben, um einen direkten Bezug zwischen den Purinen in der Nahrung und der daraus im Körper entstehenden Harnsäure herzustellen. Einschränkend muß erwähnt werden, daß die Purine in Lebensmitteln vom Darm nicht vollständig resorbiert werden.

- Die Harnsäuregehalte in den Rezepten und Tagesplänen wurden zum besseren Verständnis der Zahlen **nicht** auf- oder abgerundet. Wegen der normalen Schwankungen des Puringehalts der Lebensmittel und der Einflüsse von Lagerung und Zubereitung auf den Puringehalt darf man aber bei den Summenwerten für Mahlzeiten und Tagespläne der **letzten Stelle** der Zahlen kein zu großes Gewicht beimessen.

Einkaufsliste

Richtige Ernährung hat ihren Preis, sie muß aber nicht teurer sein als Ihre bisherige Kost. Schon beim Einkaufen beginnt die richtige Ernährung.

Folgende Punkte sind zu beachten:

1. Planvoll einkaufen
- Unbedingt Lebensmittelvorräte prüfen
- Wochenspeiseplan erstellen
- Einkaufsliste vorbereiten
- Sich über das vielfältige Lebensmittelangebot informieren
- Saisonbedingte Lebensmittel bevorzugen
- Auf die Kennzeichnung der verschiedenen Inhaltsstoffe und Nährstoffe der Lebensmittel achten
- Herstellungs-, Abpack- oder Abfülldaten bzw. Mindesthaltbarkeitsdatum beachten
- Umweltfreundliche Lebensmittelverpackungen favorisieren

2. Preiswert einkaufen
- Preise vergleichen
- Auf Qualität achten, z. B. bei Fleisch, Obst und Gemüse
- Preisgünstiges evtl. auf Vorrat einkaufen, bei Eignung einfrieren
- Günstige Saison- und Sonderangebote nutzen

Die Abkürzungen in den Rezepten bedeuten:

Ds.	= Dose	kcal	= Kilokalorien
E	= Eiweiß	KJ	= Kilojoule
EL	= Eßlöffel	Kh	= Kohlenhydrate
etw.	= etwas	l	= Liter
evtl.	= eventuell	MB	= Meßbecher
F	= Fett	ml	= Milliliter
F.i.Tr.	= Fett in der Trockenmasse	MS	= Messerspitze
		Min.	= Minute
g	= Gramm	PR	= Prise
geh.	= gehäuft	Sch	= Scheibe/Scheiben
ger.	= gerieben	Std.	= Stunde
gestr.	= gestrichen	St.	= Stück
Hs.	**= Harnsäure**	TL	= Teelöffel
i.	= in		

═══ Küchenhilfen

── *Küchenmaße*

Entscheidend für das Gelingen eines Gerichtes nach Rezept ist das exakte Abwiegen oder Abmessen der einzelnen Lebensmittel. Eine genaue Küchenwaage mit einer kleinen Skalaeinteilung ist deshalb empfehlenswert. Sehr praktisch in der Handhabung, aber nicht ganz so exakt sind Meßbecher.

Vereinfachen kann man durch standardisierte Haushaltsmaße das Abmessen und Abwiegen von Lebensmitteln, indem zuvor Tassen und Löffel auf ihr Fassungsvermögen geprüft worden sind.

Für sehr kleine Lebensmittelmengen sind Bezeichnungen Messerspitze (MS) und Prise (PR) üblich

── *Küchentechnik*

Julienne
In feine Streifen, (feinnudelig) geschnittenes Gemüse

Tomaten enthäuten/schälen
Die Tomaten mit kochendem Wasser überbrühen, kurz ziehen lassen, Haut abziehen.

Tomatenconcassee
Tomaten enthäuten, entkernen, in Würfel schneiden

Vanillemark
Die Vanilleschote längs aufschneiden und mit dem Küchenmesser Vanillemark aus der Schote kratzen.

── *Küchentechnische Erklärungen*

Al dente: Kernig oder bißfest
Dünsten: Garen in wenig Flüssigkeit
Köcheln: Garen oder sieden bei niedrigen Temperaturen
Schmoren: Anbraten in Fett, anschließend garen in wenig Flüssigkeit
Legieren: Einrühren von Eigelb, von Sahne verrührt mit anderer Flüssigkeit
Raspeln: Zerkleinern in feine Streifen auf gelochter Fläche (Raspel)
Reiben (raffeln): Zerkleinern von Lebensmittel in feinste Teile; z.B. Handreibe.

Tips für die Vor- und Zubereitung der Lebensmittel

– *Gemüsebrühe* kann auf Vorrat gekocht und für die Zubereitung von Suppen, Fleischgerichten und Soßen verwendet werden.
Anmerkung: Zur Herstellung der Speisen (siehe Rezepte) sollte immer etwas an Gemüsebrühe vorrätig sein.
– *Obst und Gemüsesäfte* kurz vor dem Verzehr auspressen.
– *Salate* unmittelbar vor dem Verzehr vor- und zubereiten.
– *Frische Küchenkräuter* knapp vor dem Anrichten säubern, zerkleinern und zu den einzelnen Speisen geben.
– Die *Speisen im zugedeckten Kochgeschirr* in wenig Flüssigkeit garen um den Vitaminverlust möglichst gering zu halten.
– *Speisen* nach Möglichkeit *nicht warmhalten.*
– Die *Gemüse* nicht in zu großen Mengen kochen, denn Aufgewärmtes hat den Vitamingehalt praktisch verloren.
– *Fettarme* Zubereitungsarten bevorzugen.

Fettsparende Garmethoden

Brat-Klarsichtfolien ermöglichen das Garen von Lebensmitteln beinahe ausschließlich im eigenen Saft; bei Bedarf ca. 1 EL Wasser dazugeben.
Geeignet für die Zubereitung von Fisch, Fleisch und Geflügel im Backrohr.

Bratpapier ist eine moderne Brathilfe, mit der alles wie bisher in der Pfanne gebraten werden kann, nur ohne Fett. Tips und Hinweise sind auf der Packung angegeben.

Backpapier: damit kann man Kuchenbleche und -formen mühelos auslegen. Alle Gebäcke lösen sich leicht und problemlos. Formen und Bleche brauchen nicht mehr gefettet zu werden.

Alufolie macht eine fettarme Zubereitung von Fleisch, Geflügel, Fisch, Gemüse und Kartoffeln möglich. In Alufolie eingeschlagen, kann im Backrohr, auf dem Grill oder auf dem Herd in der Pfanne bzw. im Topf mit etwas Wasser gegart werden.

Der *Tontopf* (Römertopf) ist für eine fettarme Herstellung von Speisen sehr geeignet. Die beiliegende Gebrauchsanweisung ist dabei zu beachten.

Zum Garen eignen sich besonders Fleisch, Fisch und Geflügel, aber auch Gemüse und Kartoffeln können darin zubereitet werden.

Beschichtete *Pfannen* und *Töpfe* werden in mannigfacher Ausführung angeboten. Das Garen darin ist problemlos, auch ohne Fett.

Zum *Grillen* stehen verschiedene Geräte zur Verfügung, u. a. Tischgeräte, Grillpfannen und Grillvorrichtungen in Küchenherden. Ohne oder mit sehr wenig Fett können vor allem Gerichte aus Fleisch, Fisch und Geflügel leicht zubereitet werden.

Beim Einsatz eines *Dampfdrucktopfes* ist es wichtig, sich vor der Inbetriebnahme genau über die Handhabung zu informieren. Die Zubereitung ist mit und ohne Fett möglich. Die Garzeit ist bedeutend kürzer als in allen normalen Töpfen und Pfannen.

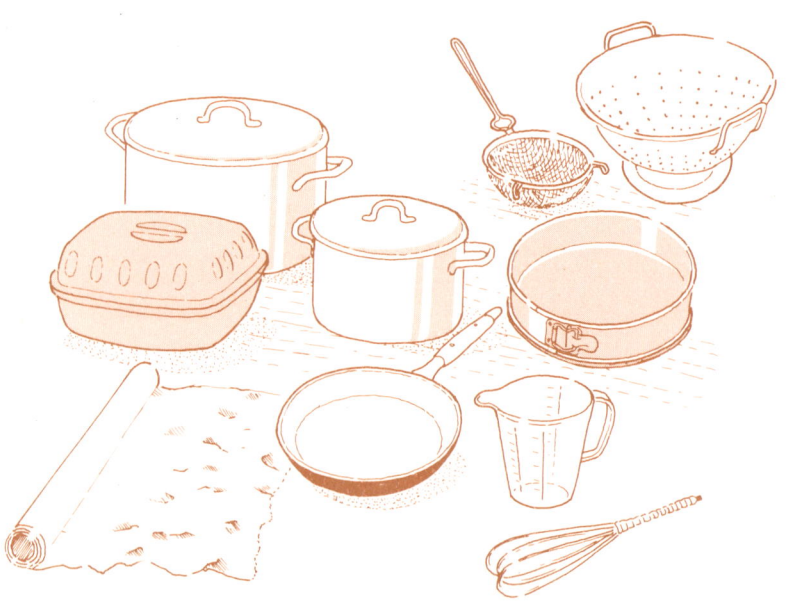

═══ Küchenkräuter, Gewürze und Würzhilfen

Basilikum hat eine intensive Würzkraft und kann frisch (kleinge-hackt) oder getrocknet für Fleisch, Suppen, Soßen und Salate verwendet werden.

Beifuß wird frisch oder getrocknet für Beizen zu Wild- und Sauer-braten oder für Schweine- und Gänsebraten verwendet.

Bohnenkraut ist eine würzige Geschmackszutat und wird frisch (kleingehackt) oder getrocknet Suppen, Fleisch- und Fischgerichten, Boh-nengerichten beigegeben. Wird auch zum Einlegen von Essiggurken ver-wendet.

Borretsch hat einen leicht gurkenähnlichen Geschmack und wird deshalb frisch und kleingehackt für Salate (besonders Gurkensalat), Kräu-tersoßen, Eintopf, Soßen und Joghurtmischungen genommen.

Brunnenkresse kann als Salat oder kleingehackt zu den verschie-denen Salaten verwendet werden.

Dill frisch, tiefgekühlt oder getrocknet wird für Salate (Gurke), Suppen, Soßen, Fischgerichte und zum Einlegen von Gewürzgurken ver-wendet.

Estragon: Sehr aromatisch, wird für Suppen, Geflügel, Salate, Kräutersoßen, Hülsenfrüchte und Kohl genommen.

Kerbel: Mit kleingehacktem frischem oder getrocknetem Kerbel würzt man Soßen, Kräutersuppen, Salate, Fische und Kräuterbutter. Nicht kochen.

Kümmel: Kräftiges Aroma, trägt zur Bekömmlichkeit der Speisen bei. Beliebtes Gewürz für Brot, Käse, Quark, verschiedene Kartoffelgerichte und Gemüse (Kohlgemüse).

Knoblauch hat einen herzhaften und scharfen Geschmack, wird frisch (fein zerrieben) oder pulverisiert für Fleischgerichte, Soßen, Spinat, Tomaten verwendet. Man reibt Salatschüsseln mit einer Knoblauchzehe aus, damit Salate einen würzigen Geschmack bekommen.

Liebstöckel: Reich an Vitamin C. Frisches Kraut verleiht Fleisch-gerichten (Rind- und Hammelfleisch), Salaten, Suppen und Soßen einen herzhaften Geschmack. Die getrockneten Wurzelstöcke kann man zum Bra-ten von Rindfleisch beigeben.

Lorbeer hat ein intensives Aroma, sollte sparsam für Fleischgerichte (Sauerbraten, Wild), Fischgerichte, Fischsud, Beizen, Soßen verwendet werden.

Majoran entwickelt starke Duftstoffe, kann Gänsebraten, Leberspeisen, Kartoffel- oder Fischgerichten, Soßen, Suppen frisch oder getrocknet beigegeben werden. Wird er frisch verwendet, nicht kochen lassen.

Petersilie ist Träger von Vitamin C. Nicht mitkochen lassen. Frisch (kleingehackt) zu verwenden für Salate, Kartoffeln, Gemüse, Soßen, Quark. Wurzeln als Beigabe zu Suppen, Fisch- oder Fleischgerichten. Kann auch getrocknet oder tiefgefroren verwendet werden.

Rosmarin kann frisch, getrocknet oder pulverisiert zu Fleisch-, Fisch-, Wildgerichten verwendet werden. Sparsam verwenden, hat einen sehr intensiven Geschmack.

Salbei wird frisch oder getrocknet zu Leber, Fisch, Geflügel, Wild, Soßen und Gemüsen verwendet.

Schnittlauch wird frisch (kleingeschnitten) für Salate, Suppen, Gemüse, Quark verwendet.

Selleriekraut hat starke Würzkraft, sollte deshalb sparsam verwendet werden. Kleingeschnitten wird es Suppen und Gemüsen beigegeben.

Thymian hat ein herbwürziges Aroma, deshalb sparsam verwenden. Kann frisch oder getrocknet für Suppen, Soßen, Salate, Eintöpfe, Fleisch, Geflügel und Kartoffelgerichte eingesetzt werden.

Wacholderbeeren sind verdauungsfördernd. Die getrockneten, ganzen oder zerdrückten Beeren werden für Beizen, Wild, Sauerbraten, Fisch, Soßen, Sauerkraut verwendet.

Zimt kann gemahlen oder in Stangen für Kompotte eingesetzt werden.

Zitronenmelisse schmeckt zitronenähnlich und wird nur roh und in kleinen Mengen für Salate, Soßen, Marinaden verwendet.

Alle übrigen Gewürze wie

Zitrone: Nach Möglichkeit chemisch unbehandelte Zitronen bevorzugen. Nur Zitronenschalen von reifen Zitronen verwenden. Geeignet für süße Quarkspeisen, Kompott, Getränke, Fischsud und Fleischteige.

Zitronensaft ist besonders geeignet für Getränke, Obstspeisen, Fisch, Soßen, Salate.

Senf: Senf ist ein vielseitiges Würzmittel der feinen Küche. Es verbessert nicht nur den Geschmack einzelner Speisen, sondern auch deren Bekömmlichkeit. Wird in verschiedenen Geschmacksrichtungen angeboten. Geeignet für kalte Braten, Wurst, Soßen, Eier- und Fleischgerichte.

Worcestersoße: Würzsoße aus Sojabohnen, Essig, Zwiebeln, Limonen, Tamarindensaft, Salz und Gewürzen. Geeignet für dunkle Suppen, Fleischgerichte und Soßen.

Zwiebeln: Die Zwiebel rechnet man eigentlich zu den Gemüsen. Gleichzeitig ist sie ein unentbehrliches Gewürzmittel; manche Gerichte würden ohne sie nur halb so herzhaft schmecken.
Geeignet für Eintöpfe, Fleisch- und Fischgerichte, Soßen und Salate.

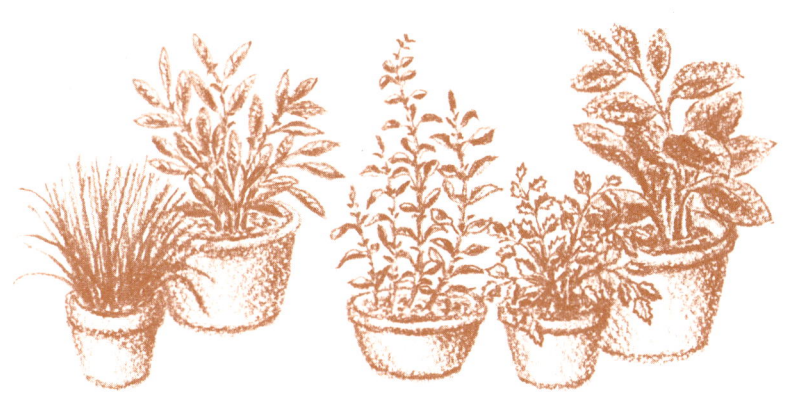

≡ Rezepte

Zum Mitnehmen außer Haus geeignet

als Kaltverpflegung am Arbeitsplatz, bei Ausflügen, als Picknick
usw.

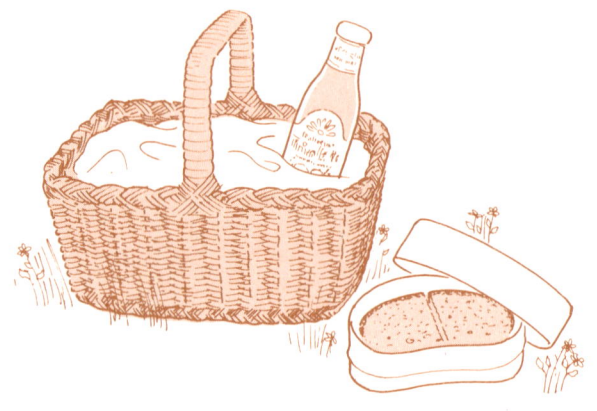

≡ Rezepte – Verschiedenes

Nr. 1   Gemüsekraftbrühe (auf Vorrat)

1 große Karotte *1 große Petersilienwurzel* *1 große Pastinakenwurzel* *1 mittelgroße Sellerieknolle* *2 Stangen Lauch* *1 kleine Zwiebel* *20 g (2 EL) Sonnenblumenöl* *3 l Wasser*	Gemüse waschen, putzen, klein- schneiden, in heißem Öl leicht anrö- sten, mit Wasser aufgießen und dar- in langsam gar kochen. Durch ein feines Sieb geben, abkühlen lassen. Zugedeckt im Kühlschrank aufbe- wahren oder einfrieren.

Nr. 2   Sandwich

50 g (1) Roggenvollkornbrötchen *5 g (1 TL) Margarine* *etw. Senf, mittelscharf* *10 g (1 großes Blatt) Kopfsalat* *50 g Tomate, in Scheiben* *Kalbshacksteak Rezept Nr. 10 10*	Brötchen halbieren, beiderseits mit Margarine und Senf bestreichen. Auf die untere Hälfte des Brötchens Salatblatt, Tomatenscheiben und Hacksteak geben, die obere Hälfte auflegen.

Nährwerte: **124 mg Harnsäure**, 20,6 g Eiweiß, 11 g Fett, 20 g Kohlen-
(1 Person)   hydrate, 4,8 g Ballaststoffe, 276 kcal / 1154 KJ

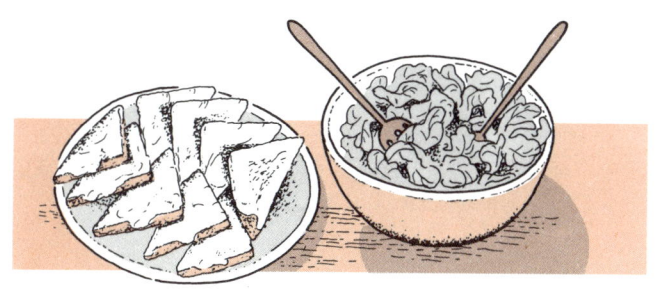

Nr. 3   Biskuit*
(Rezept ergibt 10 Stück / 10 Portionen)

180 g (3) Eier	Eier trennen, Eigelb, Zucker und
125 g Zucker	Vanillinzucker so lange schaumig
1 Päckchen Vanillinzucker	rühren, bis die Masse dicklich wird.
125 g Mehl	Eiklar zu sehr steifem Eischnee
z. Ausfetten:	schlagen und auf den Eigelbschaum
10 g (1 EL) Butter	geben, ebenso das gesiebte Mehl. Alles zusammen schnell und gleichmäßig unterheben.
	Die Biskuitmasse in die gefettete Springform füllen und bei Mittelhitze ca. 30 Min. backen.

Nährwerte: < **5 mg Harnsäure**, 3,6 g Eiweiß, 3 g Fett, 21 g Kohlenhydrate,
(1 Stück)   0,3 g Ballaststoffe, 128 kcal / 534 KJ

Nr. 4   Orangenbiskuit
(Rezept ergibt 10 Stück / 10 Portionen)

180 g (3) Eier	Biskuitteigzubereitung siehe
125 g Zucker	Biskuit Rezept Nr. 3
150 g Mehl	Die hergestellte Masse in eine ausgefettete Rehrückenform füllen und
45 g (3 EL) Orangensaft, frisch	bei Mittelhitze backen.
z. Ausfetten:	
10 g (1 EL) Butter	Tip
	Verwendet man zur Herstellung des Teiges ein elektrisches Rührgerät, so können die Eier ungetrennt genommen werden; man schlägt sie mit Zucker so lange schaumig, bis eine dickliche Masse entsteht.

Nährwerte: < **5 mg Harnsäure**, 3,9 g Eiweiß, 3 g Fett, 23 g Kohlenhydrate,
(1 Stück)   0,3 g Ballaststoffe, 140 kcal / 586 KJ

Nr. 5   Gefüllte Biskuitroulade 1
(Rezept ergibt 10 Stück / 10 Portionen)

180 g (3) Eier
90 g Zucker
1 Päckchen Vanillinzucker
90 g Mehl
45 g (3 EL) Zucker

z. Fülle:
250 g Speisequark, 20% Fett
45 g (3 EL) Zucker
15 g (1 EL) Zitronensaft, frisch
etw. Zitronenschale, abgerieben
45 g (3 EL) Milch, 3,5% Fett
4 Blatt (ca. 7 g Gelatine, weiß
35 g (1) Eiklar, steif geschlagen
z. Bestreuen:
ca. 20 g Puderzucker

Biskuitteigzubereitung siehe Biskuit Rezept Nr. 3
Die hergestellte Masse gleichmäßig auf ein mit Pergamentpapier belegtes Blech streichen und ca. 10 Minuten hell backen, auf ein gezuckertes Küchentuch stürzen, das Papier abziehen und sofort zusammenrollen, erkalten lassen.
Quark mit Zucker, Zitronensaft, -schale und Milch schaumig rühren.
Die Gelatine nach Vorschrift auflösen und unterrühren, kaltstellen; sobald die Creme zu stocken beginnt, den steifen Eischnee unterziehen.
Die Biskuitplatte vorsichtig zurückrollen, mit der Creme bestreichen, wieder aufrollen und mit Puderzucker bestreuen.

Nährwerte: < **5 mg Harnsäure**, 7,7 g Eiweiß, 4 g Fett, 27 g Kohlenhydrate,
(1 Stück)   0,2 g Ballaststoffe, 174 kcal / 729 KJ

Tips * — Der Kuchen kann mit Obst belegt und mit Tortenguß überzogen werden.
— Die Biskuitmasse kann auf 10 Tortelettesformen verteilt und bei Mittelhitze gebacken werden. Zum Einfrieren geeignet.
— Anis unter den Biskuitteig geben, kleine Häufchen auf ein gefettetes Blech setzen. Bei Mittelhitze backen.

Nr. 6   Gefüllte Biskuitroulade 2
(Rezept ergibt 10 Stück / 10 Portionen)

180 g (3) Eier
90 g Zucker
1 Päckchen Vanillinzucker
90 g Mehl
45 g (3 EL) Zucker

z. Fülle:
250 g Speisequark, 20% Fett
45 g (3 EL) Zucker
15 g (1 EL) Zitronensaft, frisch
etw. Zitronenschale, abgerieben
45 g (3 EL) Milch, 3,5% Fett
4 Blatt (ca. 7 g) Gelatine, weiß
200 g Sahne, 30% Fett
z. Bestreuen:
ca. 20 g Puderzucker

Biskuitteigzubereitung siehe Biskuit-Rezept Nr. 3
Die hergestellte Masse gleichmäßig auf ein mit Pergamentpapier belegtes Blech streichen und ca. 10 Minuten hell backen, auf ein gezuckertes Küchentuch stürzen, das Papier abziehen und sofort zusammenrollen, erkalten lassen.
Quark mit Zucker, Zitronensaft, -schale und Milch schaumig rühren. Die Gelatine nach Vorschrift auflösen und unterrühren, kaltstellen; sobald die Creme zu stocken beginnt, die steif geschlagene Sahne unterziehen.
Die Biskuitplatte vorsichtig zurückrollen, mit der Creme bestreichen, wieder aufrollen und mit Puderzucker bestreuen.

Nährwerte: < **5 mg Harnsäure**, 7,9 g Eiweiß, 10 g Fett, 27 g Kohlen-
(1 Stück)   hydrate, 0,2 g Ballaststoffe, 236 kcal / 988 KJ

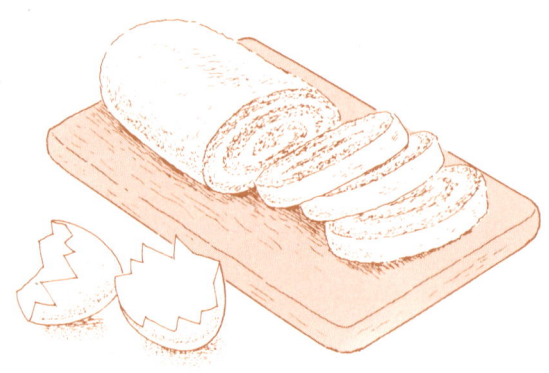

Nr. 7   Gewürzkuchen
(Rezept ergibt 10 Stück / 10 Portionen)

z. Ausfetten:	Kuchenform ausfetten.
10 g (1 EL) Butter	Eiklar steif schlagen.
300 g (5) Eier, getrennt	Eigelb und Zucker schaumig rühren.
170 g Zucker	Nach und nach die Zutaten untermi-
70 g Mandeln, fein gemahlen	schen. Zuletzt den Eischnee gleich-
50 g Orangeat, fein gehackt	mäßig unter die Teigmasse ziehen.
50 g Zitronat, fein gehackt	In eine Kuchenform füllen. Bei mä-
Schale v. ½ Zitrone	ßiger Hitze 1 bis 1¼ Std. backen.
1 MS Zimt	
1 MS Nelken	
100 g Mehl, gesiebt	

Nährwerte: **12 mg Harnsäure**, 6,5 g Eiweiß, 8 g Fett, 32 g Kohlenhydrate,
(1 Stück)   1,4 g Ballaststoffe, 232 kcal / 971 KJ

Nr. 8   Eiskaffee

150 ml Kaffee	Kaffee herstellen, etw. süßen, erkal-
5 g (1 TL) Zucker	ten lassen. In vorgekühltes Glas
60 g (2 Kugeln) Vanilleeiscreme	Vanilleeis geben, mit eisgekühltem
40 g (2 geh. EL) geschlagene Sahne,	Kaffee aufgießen und Sahne garnie-
30% Fett	ren.

Nährwerte: < **5 mg Harnsäure**, 3,3 g Eiweiß, 20 g Fett, 19 g Kohlen-
(1 Person)   hydrate, 0 Ballaststoffe, 272 kcal / 1140 KJ

≡≡≡   **Purinarme Diät**

Frühstück

Kaffee oder Tee
30 g (2 EL) Kondensmilch,
7,5% Fett
evtl. mit Zucker
50 g (1) Brötchen
20 g (2 Sch) Roggenvollkorn-
knäckebrot
10 g (1 EL) Butter
30 g Bierschinken
20 g (1 EL) Aprikosenmarmelade

Nährwerte: **68 mg Harnsäure**, 13,2 g Eiweiß, 18 g Fett, 54 g Kohlen-
(1 Person)   hydrate, 4,7 g Ballaststoffe, 438 kcal/1830 KJ

Zwischenmahlzeit

150 g Apfel

Nährwerte: **23 mg Harnsäure**, 0,5 g Eiweiß, 0 Fett, 18 g Kohlenhydrate,
(1 Person)   3,4 g Ballaststoffe, 80 kcal/330 KJ

Mittagessen

Karottencremesuppe   Rezept Nr. 9
Makkaroni mit Pilzsoße   Rezept Nr. 10
Salatschälchen   Rezept Nr. 11

Nährwerte: **190 mg Harnsäure**, 23,7 g Eiweiß, 31 g Fett, 92 g Kohlen-
(1 Person)   hydrate, 13,7 g Ballaststoffe, 761 kcal/3182 KJ

Zwischenmahlzeit

¹/₄ l Buttermilch

Nährwerte: **0 Harnsäure**, 8,8 g Eiweiß, 1 g Fett, 10 g Kohlenhydrate,
(1 Person)   0 Ballaststoffe, 90 kcal / 378 KJ

Abendessen

Rindfleischsalat   Rezept Nr. 12
30 g Streichkäse, 45% F.i.Tr.
100 g Roggenvollkornbrot
10 g (1 EL) Margarine

Nährwert: **206 mg Harnsäure**, 33,9 g Eiweiß, 33 g Fett, 40 g Kohlen-
(1 Person)   hydrate, 9,4 g Ballaststoffe, 618 kcal / 2580 KJ

Gesamtnährwerte: **488 mg Harnsäure**, 80,1 g Eiweiß, 83 g Fett, 214 g
(1 Person pro Tag)   Kohlenhydrate, 31,2 g Ballaststoffe, 1987 kcal /
8300 KJ

Nr. 9   Karottencremesuppe

70 g Karotten	Die geschälten, gewaschenen Karot-
10 g (1 EL) Öl	ten in etw. Gemüsebrühe weichdün-
10 g (1 EL) Mehl	sten, passieren bzw. mixen.
200 g Gemüsebrühe	Fett erhitzen, Mehl darin anrösten,
60 g (4 EL) Milch, 3,5% Fett	mit der restlichen Gemüsebrühe
Salz	und der Milch ablöschen, aufkochen
2 g (½ EL) Petersilie, fein gehackt	lassen. Das Karottenpüree hinzu-
	geben, abschmecken. Mit frischer
	Petersilie anrichten.

Nährwerte: **16 mg Harnsäure**, 3,8 g Eiweiß, 12 g Fett, 14 g Kohlen-
(1 Person)   hydrate, 2,7 g Ballaststoffe, 187 kcal / 784 KJ

Nr. 10   Makkaroni mit Pilzsoße

100 g Makkaroni, kurz	Die vorbereiteten Steinpilze in ½ cm
Salz	große Stücke und Champignons in
z. Soße:	kleine Würfel schneiden. Die Zwie-
50 g Steinpilze, frisch	beln im erhitzten Öl glasig dünsten.
70 g Champignons, frisch	Pilze hinzufügen, anrösten, salzen
30 g Zwiebeln, klein gehackt	und pfeffern, mit Gemüsebrühe auf-
10 g (1 EL) Öl	gießen und so lange köcheln, bis die
Salz	Flüssigkeit auf ca. 1 EL reduziert
Pfeffer	ist.
100 g Gemüsebrühe	Die enthäuteten Tomaten halbieren,
200 g Tomaten	mit Löffel entkernen und hacken.
50 g Gemüsebrühe	Die Makkaroni in Salzwasser gar
6 g (2 EL) Petersilie, frisch gehackt	kochen (al dente). Inzwischen die
1 TL Estragon, frisch gehackt	Pilze nochmals mit Gemüsebrühe
	aufgießen, erwärmen und auf 2 EL
	Flüssigkeit reduzieren; ca. 5 Min.
	Die vorbereiteten Tomaten unter die
	Pilze geben und nochmals erhitzen.
	Die Nudeln abgießen, abtropfen las-
	sen und mit den Kräutern zusam-
	men zu der Pilzsoße geben und mi-
	schen.

Nährwerte: **169 mg Harnsäure**, 19,1 g Eiweiß, 14 g Fett, 78 g Kohlen-
(1 Person)   hydrate, 10,1 g Ballaststoffe, 521 kcal / 2175 KJ

Nr. 11   Salatschälchen

50 g Kopfsalat
z. Marinade:
1 EL Kräuteressig
1 EL Mineralwasser
5 g (1 TL) Öl
5 g (1 TL) Zwiebeln, fein gehackt
Salz
Pfeffer

Kopfsalat putzen, waschen und abtropfen lassen. Mit Salatmarinade kurz vor dem Verzehr anmachen.

Nährwerte: < **5 mg Harnsäure**, 0,7 g Eiweiß, 5 g Fett, 0 Kohlenhydrate,
(1 Person)   0,9 g Ballaststoffe, 53 kcal / 223 KJ

Nr. 12   Rindfleischsalat

100 g Rindfleisch, Rinderschulter
30 g Zwiebeln
50 g Paprikaschote, rot
30 g Gewürzgurke
z. Salatmarinade:
1 EL Essig
10 g (1 EL) Öl
Salz
Pfeffer
6 g (1 EL) Schnittlauch, gehackt

Das gekochte Fleisch in ca. 1 cm große, feine Scheiben (Fleckerl), Zwiebeln in feine Ringe, Paprikaschote und Gewürzgurke in kleine Würfel schneiden. Alle Zutaten mischen. Salatmarinade herstellen und darübergießen, abschmecken und durchziehen lassen.

Nährwerte: **150 mg Harnsäure**, 22,3 g Eiweiß, 17 g Fett, 4 g Kohlen-
(1 Person)   hydrate, 2,2 g Ballaststoffe, 269 kcal / 1121 KJ

Frühstück

Kaffee oder Tee
30 g (2 EL) Kondensmilch,
7,5 % Fett
evtl. mit Zucker
100 g Weizenmischbrot
10 g (1 EL) Butter
30 g Schinken, gekocht, mager
20 g (1 EL) Honig

Nährwerte: **84 mg Harnsäure**, 15,2 g Eiweiß, 16 g Fett, 60 g Kohlen-
(1 Person)   hydrate, 4,1 g Ballaststoffe, 451 kcal / 1886 KJ

Zwischenmahlzeit

150 g (1 Becher) Früchtejoghurt,
3,5 % Fett

Nährwerte: < **5 mg Harnsäure**, 4,4 g Eiweiß, 5 g Fett, 20 g Kohlenhydrate,
(1 Person)   0 Ballaststoffe, 148 kcal / 624 KJ

Mittagessen

Gemüsebrühe mit Fadennudeln	Rezept Nr. 13
Schellfisch in Senf-Buttersoße	Rezept Nr. 14
Salzkartoffeln	Rezept Nr. 15
Kleiner Salatteller 1	Rezept Nr. 16

Nährwerte: **265 mg Harnsäure**, 36,1 g Eiweiß, 24 g Fett, 51 g Kohlen-
(1 Person)   hydrate, 7,4 g Ballaststoffe, 585 kcal / 2451 KJ

Zwischenmahlzeit

Kaffee oder Tee
30 g (2 EL) Kondensmilch, 7,5%
Fett
evtl. mit Zucker
1 Stück Orangenbiskuit   Rezept Nr. 4

Nährwerte: < **5 mg Harnsäure**, 5,9 g Eiweiß, 5 g Fett, 26 g Kohlenhydrate,
(1 Person)   0,3 g Ballaststoffe, 181 kcal / 757 KJ

Abendessen

Käse mit Weintrauben:
50 g Camembert, 45% F.i.Tr.
30 g Emmentaler, 45% F.i.Tr.
150 g Weintrauben, blau
100 g Roggenvollkornbrot
10 g (1 EL) Margarine

Nährwerte: **98 mg Harnsäure**, 27,5 g Eiweiß, 30 g Fett, 61 g Kohlen-
(1 Person)   hydrate, 9,6 g Ballaststoffe, 639 kcal / 2673 KJ

Gesamtnährwerte: **457 mg Harnsäure**, 89,1 g Eiweiß, 80 g Fett, 218 g
(1 Person pro Tag)   Kohlenhydrate, 21,4 g Ballaststoffe, 2004 kcal /
8391 KJ

Nr. 13   Gemüsebrühe mit Fadennudeln

15 g Fadennudeln	Nudeln in Salzwasser weich kochen,
¼ l Gemüsebrühe	abgießen, mit kaltem Wasser
Salz	abschrecken und abtropfen lassen.
3 g (½ EL) Schnittlauch	In die erhitzte Gemüsebrühe geben,
	nochmals erwärmen, abschmecken
	und mit Schnittlauch anrichten.

Nährwerte: **10 mg Harnsäure**, 2,1 g Eiweiß, 0 Fett, 10 g Kohlenhydrate,
(1 Person)   0,6 g Ballaststoffe, 54 kcal / 225 KJ

Nr. 14   Schellfisch in Senf-Buttersoße

150 g Schellfischfilet	Fisch unter fließendem Wasser
Zitronensaft	waschen, trockentupfen, mit Zitro-
Salz	nensaft beträufeln, salzen.
z. Fischsud:	Fischsud herstellen, aufkochen,
¼ l Wasser	Fisch hineingeben und ca. 8 Min. gar
Salz	ziehen lassen. Vorsichtig auf einen
Wurzelwerk	vorgewärmten Teller geben und
1 St. Zwiebel	warm halten.
1 Zitronenscheibe	
z. Senf-Buttersoße:	Mehl in leicht erhitzter Butter an-
10 g (1 EL) Mehl	schwitzen, den Senf einrühren, mit
10 g (1 EL) Butter	dem gesiebten, abgekühlten Fisch-
5 g (1 TL) Senf, mittelscharf	sud nach und nach aufgießen, glatt-
⅛ l Fischsud	rühren und bei mäßiger Hitze ca.
evtl. Salz	10 Min. köcheln lassen. Abschmek-
1 PR Zucker	ken, mit Sahne verfeinern und heiß
15 g (1 EL) Sahne, 30% Fett	über den Fisch ziehen.

Nährwerte: **214 mg Harnsäure**, 28,6 g Eiweiß, 14 g Fett, 8 g Kohlen-
(1 Person)   hydrate, 0,2 g Ballaststoffe, 285 kcal / 1192 KJ

Nr. 15   Salzkartoffeln

200 g Kartoffeln	Die vorbereiteten Kartoffeln in
etw. Salz	wenig Wasser gar kochen.

Nährwerte: **30 mg Harnsäure**, 4,1 g Eiweiß, 0 Fett, 31 g Kohlenhydrate,
(1 Person)   5 g Ballaststoffe, 140 kcal / 588 KJ

Nr. 16   Kleiner Salatteller 1

50 g Kopfsalat	Den vorbereiteten Salat waschen,
50 g Radieschen	abtropfen lassen. Radieschen
z. Kräuteressig-Marinade:	waschen, putzen, in dünne Scheiben
1½ EL Kräuteressig	schneiden. Salatmarinade herstel-
2 EL Mineralwasser	len und über den Salat geben,
10 g (1 EL) Öl	mischen.
Salz	
Pfeffer	
3 g (½ EL) Schnittlauch,	
fein geschnitten	

Nährwerte: **11 mg Harnsäure**, 1,3 g Eiweiß, 10 g Fett, 2 g Kohlenhydrate,
(1 Person)   1,6 g Ballaststoffe, 106 kcal / 445 KJ

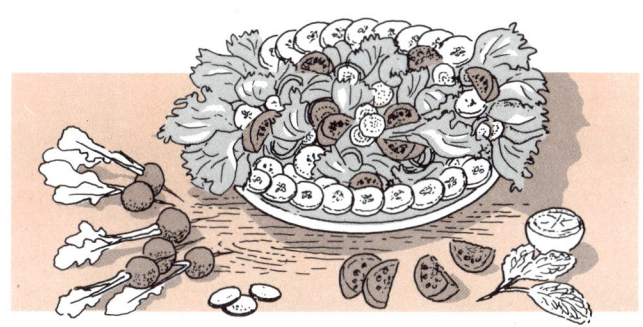

Frühstück

Kaffee oder Tee
30 g (2 EL) Kondensmilch,
7,5% Fett
evtl. mit Zucker
100 g Roggenvollkornbrot
10 g (1 EL) Butter
Speisequark, pikant   Rezept Nr. 17
20 g (1 EL) Pflaumenkonfitüre

Nährwerte: **51 mg Harnsäure**, 21 g Eiweiß, 12 g Fett, 56 g Kohlenhydrate,
(1 Person)   7,6 g Ballaststoffe, 431 kcal / 1800 KJ

Zwischenmahlzeit

150 g Grapefruit
10 g (2 TL) Zucker

Nährwerte: **23 mg Harnsäure**, 0,9 g Eiweiß, 0 Fett, 24 g Kohlenhydrate,
(1 Person)   0,9 g Ballaststoffe, 101 kcal / 424 KJ

Mittagessen

Blumenkohlsuppe Dubarry   Rezept Nr. 18
Hühnerfrikassee   Rezept Nr. 19
Curryreis   Rezept Nr. 20
Chicoreesalat   Rezept Nr. 21

Nährwerte: **259 mg Harnsäure**, 34,9 g Eiweiß, 29 g Fett, 80 g Kohlen-
(1 Person)   hydrate, 5 g Ballaststoffe, 745 kcal / 3116 KJ

Zwischenmahlzeit

Heidelbeeren
mit Milch und Cornflakes   Rezept Nr. 22

Nährwerte: **28 mg Harnsäure**, 4,7 g Eiweiß, 4 g Fett, 42 g Kohlenhydrate,
(1 Person)   5,3 g Ballaststoffe, 228 kcal / 954 KJ

Abendessen

Kleiner Salatteller 2   Rezept Nr. 23
Spinatknödel   Rezept Nr. 24

Nährwerte: **58 mg Harnsäure**, 16,2 g Eiweiß, 33 g Fett, 22 g Kohlen-
(1 Person)   hydrate, 5,8 g Ballaststoffe, 465 kcal / 1945 KJ

Gesamtnährwerte: **419 mg Harnsäure**, 77,7 g Eiweiß, 78 g Fett, 224 g
(1 Person pro Tag)   Kohlenhydrate, 24,6 g Ballaststoffe, 1970 kcal /
8239 KJ

Nr. 17   Speisequark, pikant

80 g Speisequark, Magerstufe
20 g (1 EL) Joghurt, natur, 1,5%
Fett
1–2 EL Mineralwasser
Salz
1 MS Paprikapulver
5 g (½ EL) Zwiebeln, fein gehackt

Speisequark mit Joghurt und Mineralwasser gut verschlagen.
Zwiebeln hinzufügen.
Mit Salz und Paprikapulver abschmecken.

Nährwerte: **0 mg Harnsäure**, 11,6 g Eiweiß, 0 Fett, 5 g Kohlenhydrate,
(1 Person)   0,2 g Ballaststoffe, 74 kcal / 309 KJ

Nr. 18   Blumenkohlsuppe Dubarry

50 g Blumenkohl
50 g Kartoffel
⅛ l Milch, 3,5% Fett
ca. ⅛ l Gemüsebrühe
5 g (½ EL) Butter
Salz

Blumenkohl in kleine Röschen teilen.
Kartoffel waschen, schälen, kleinschneiden.
Beides zusammen in der Flüssigkeit langsam weich kochen. Passieren oder mixen, mit Butter und Salz abschmecken.

Nährwerte: **31 mg Harnsäure**, 6,5 g Eiweiß, 9 g Fett, 15 g Kohlenhydrate,
(1 Person)   2,7 g Ballaststoffe, 169 kcal / 705 KJ

Nr. 19 Hühnerfrikassee

150 g Hühnerkeule (ca. 100 g ohne Knochen)	Hühnerkeule waschen.
Wurzelwerk	Wasser mit Wurzelwerk und Salz
etw. Salz	zum Kochen bringen, die Keule hin-
z. Soße:	einlegen und gar kochen. Haut ent-
10 g (1 EL) Butter	fernen, Fleisch von den Knochen
10 g (1 EL) Mehl	lösen und in Würfel schneiden.
ca. ⅛ l Flüssigkeit	Flüssigkeit durchsieben.
Salz	Butter leicht erhitzen, Mehl darin
Pfeffer	anrösten, mit Flüssigkeit aufgießen
3 g (½ TL) Zitronensaft, frisch	und auskochen lassen.
1 PR Zucker	Mit den Gewürzen abschmecken,
8 g (½ EL) Sahne, 30% Fett	mit Sahne verfeinern und mit Peter-
2 g (½ EL) Petersilie, fein gehackt	silie bestreut anrichten.

Nährwerte: **165 mg Harnsäure**, 22 g Eiweiß, 14 g Fett, 8 g Kohlenhydrate,
(1 Person)   0,3 g Ballaststoffe, 260 kcal / 1088 KJ

Nr. 20 Curryreis

70 g Reis	Reis und Flüssigkeit in Topf geben,
150 g Gemüsebrühe oder Wasser	beides zusammen einige Minuten
etw. Salz	quellen lassen, Salz und Curry zuge-
ca. ½ TL Currypulver	ben, kurz aufkochen. Bei schwacher
	Hitze zugedeckt ca. 20 Min. fertig-
	garen.

Nährwerte: **53 mg Harnsäure**, 4,9 g Eiweiß, 0 Fett, 55 g Kohlenhydrate,
(1 Person)   1 g Ballaststoffe, 246 kcal / 1028 KJ

Nr. 21   Chicoreesalat

50 Chicoree	Chicoree putzen, bitteren Keil ent-
10 g Karotte	fernen, kurz waschen, in dünne
z. Joghurtdressing:	Streifen schneiden.
20 (1 EL) Joghurt, 3,5% Fett	Karotten dazuraspeln.
1 EL Mineralwasser	Sofort mit Joghurtdressing mi-
5 g (1 TL) Öl	schen, abschmecken.
5 g (1 TL) Zitronensaft, frisch	
Salz	
1 PR Zucker	

Nährwerte **10 mg Harnsäure**, 1,5 g Eiweiß, 6 g Fett, 2 g Kohlenhydrate,
(1 Person)   1 g Ballaststoffe, 70 kcal / 295 KJ

Nr. 22   Heidelbeeren mit Milch und Cornflakes

100 g Heidelbeeren	Heidelbeeren in eine Schüssel
100 g Milch, 3,5% Fett	geben.
10 g (2 TL) Zucker	Mit Milch übergießen.
10 g (2½ geh. EL) Mais Frühstücks-	Mit Zucker und Cornflakes über-
flocken (Cornflakes)	streuen.

Nährwerte: **28 mg Harnsäure**, 4,7 g Eiweiß, 4 g Fett, 42 g Kohlenhydrate,
(1 Person)   5,3 g Ballaststoffe, 228 kcal / 954 KJ

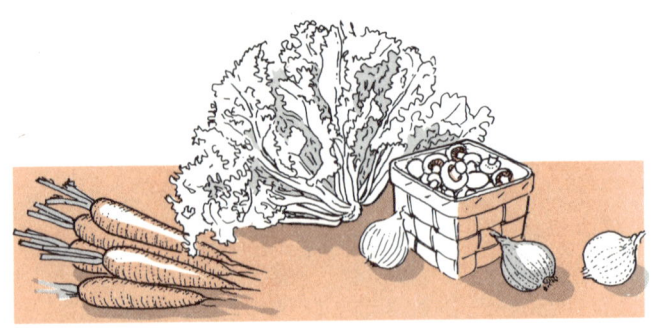

Nr. 23   Kleiner Salatteller 2

100 g Karotten	Karotten waschen, putzen, raspeln.
50 g Feldsalat	Feldsalat putzen und mehrmals
z. Salatmarinade:	gründlich waschen.
1 EL Essig	Salatmarinade herstellen und mit
1–2 EL Mineralwasser	den Salaten mischen.
5 g (1 TL) Öl	
Salz	
Pfeffer	
1 PR Zucker	

Nährwerte: **27 mg Harnsäure**, 1,9 g Eiweiß, 5 g Fett, 5 g Kohlenhydrate,
(1 Person)   4,2 g Ballaststoffe, 79 kcal / 331 KJ

Nr. 24   Spinatknödel

10 g (1 EL) Butter	Butter mit Wasser zum Kochen
35 g Wasser	bringen.
20 g (2 EL) Mehl	Mehl auf einmal einstreuen und so
25 g (5 EL) Emmentalerkäse, 45%	lange rühren, bis sich ein Teigkloß
F. i. Tr., gerieben	bildet. Sobald er sich vom Topf löst,
30 g (½ Ei)	von der Kochstelle nehmen.
30 g Blattspinat, tiefgekühlt	Nach und nach Käse und Ei unter-
10 g (1 EL) Butter	rühren.
20 g Zwiebeln, fein geschnitten	Den sehr gut abgetropften, grobge-
	hackten Spinat zum Teig mischen,
	abschmecken, erkalten lassen.
	Knödel formen, in kochendes Salz-
	wasser einlegen, ca. 20 Min. ziehen
	lassen.
	Butter langsam erhitzen, die Zwie-
	beln darin goldgelb rösten und kurz
	vor dem Anrichten über die Knödel
	geben, sofort heiß servieren.

Nährwerte: **31 mg Harnsäure**, 14,3 g Eiweiß, 28 g Fett, 16 g Kohlen-
(1 Person)   hydrate, 1,6 g Ballaststoffe, 386 kcal / 1614 KJ

Frühstück

Kaffee oder Tee
30 g (2 EL) Kondensmilch,
7,5% Fett
evtl. mit Zucker
50 g (1) Brötchen
20 g (2 Sch) Roggenvollkorn-
knäckebrot
10 g (1 EL) Butter
30 g Goudakäse, 45% F. i. Tr.
20 g (1 EL) Erdbeermarmelade

Nährwerte: **49 mg Harnsäure**, 16,2 g Eiweiß, 21 g Fett, 53 g Kohlen-
(1 Person)   hydrate, 4,7 g Ballaststoffe, 474 kcal / 1983 KJ

Zwischenmahlzeit

150 g Birne

Nährwerte: **23 mg Harnsäure**, 0,7 g Eiweiß, 0 Fett, 15 g Kohlenhydrate,
(1 Person)   4,2 g Ballaststoffe, 68 kcal / 279 KJ

Mittagessen

Gemischter Gemüsesaft	Rezept Nr. 25
Quarkauflauf	Rezept Nr. 26
Erdbeer-Fruchtsoße	Rezept Nr. 27

Nährwerte: **108 mg Harnsäure**, 41,4 g Eiweiß, 22 g Fett, 103 g Kohlen-
(1 Person)   hydrate, 12,9 g Ballaststoffe, 796 kcal / 3331 KJ

Zwischenmahlzeit

Kaffee oder Tee
30 g (2 EL) Kondensmilch,
7,5% Fett
evtl. mit Zucker
Tomatenbrot mit Schnittlauch   Rezept Nr. 28

Nährwerte: **26 mg Harnsäure**, 5,5 g Eiweiß, 7 g Fett, 19 g Kohlenhydrate,
(1 Person)   3,9 g Ballaststoffe, 165 kcal / 691 KJ

Abendessen

Nudelsalat nach Hausfrauenart   Rezept Nr. 29
60 g Weizenmischbrot

Nährwerte: **101 mg Harnsäure**, 25,7 g Eiweiß, 31 g Fett, 62 g Kohlen-
(1 Person)   hydrate, 8 g Ballaststoffe, 649 kcal / 2729 KJ

Gesamtnährwerte: **303 mg Harnsäure**, 89,5 g Eiweiß, 81 g Fett, 252 g
(1 Person pro Tag)   Kohlenhydrate, 33,7 g Ballaststoffe, 2152 kcal /
9013 KJ

Nr. 25   Gemischter Gemüsesaft

100 g rote Bete	Gemüse gründlich waschen, putzen
100 g Karotten	und in kleine Stücke schneiden.
50 g Knollensellerie	Durch die Saftpresse geben und mit
100 g Tomaten	Zitronensaft abschmecken.
5 g (1 TL) Zitronensaft, frisch	

Nährwerte: **60 mg Harnsäure**, 4,3 g Eiweiß, 0 Fett, 18 g Kohlenhydrate,
(1 Person)   9,9 g Ballaststoffe, 96 kcal / 402 KJ

Nr. 26   Quarkauflauf

10 g (1 EL) Butter	Butter, Zucker und Eigelb schaumig
30 g (2 EL) Zucker	rühren.
60 g (1) Ei, getrennt	Quark, Milch, Stärkemehl, Zitro-
200 g Speisequark, Magerstufe	nensaft und abgeriebene Zitronen-
30 g (2 EL) Milch, 3,5% Fett	schale zu der Schaummasse geben,
15 g (1½ EL) Stärkemehl	alles gut verrühren. Das Eiklar zu
5 g (1 TL) Zitronensaft, frisch	steifem Schnee schlagen und gleich-
etw. Zitronenschale	mäßig unter die Quarkmasse zie-
z. Ausfetten:	hen, in das ausgefettete Auflauf-
5 g (½ EL) Butter	förmchen füllen und im Rohr bei
	Mittelhitze ca. 30 Min. backen.

Nährwerte: **< 5 mg Harnsäure**, 35,9 g Eiweiß, 21 g Fett, 53 g Kohlen-
(1 Person)   hydrate, 0 Ballaststoffe, 564 kcal / 2357 KJ

Nr. 28   Tomatenbrot mit Schnittlauch

40 g Roggenvollkornbrot	Brot mit Butter bestreichen. Tomate
5 g (½ EL) Butter	waschen, den Stielansatz keilförmig
50 g (1 kleine) Tomate	entfernen, in Scheiben schneiden
3 g (½ EL) Schnittlauch, fein ge-	und damit das Brot belegen. Mit
schnitten	Schnittlauch bestreuen.

Nährwerte: **26 mg Harnsäure**, 3,5 g Eiweiß, 5 g Fett, 16 g Kohlenhydrate,
(1 Person)   3,9 g Ballaststoffe, 124 kcal / 520 KJ

Nr. 27   Erdbeer-Fruchtsoße

150 g Erdbeeren, tiefgekühlt *ca. 2 g (½ TL) Stärkemehl* *3 EL Mineralwasser* *20 g (4 TL) Zucker* *5 g (1 TL) Zitronensaft, frisch*	Erdbeeren antauen, mixen, passieren. Stärkemehl mit 1 EL Mineralwasser glattrühren. Zucker in der restlichen Flüssigkeit kurz aufkochen. Stärkemehl hinzufügen, nochmals aufkochen, abkühlen und unter das Fruchtmark schlagen. Mit Zitronensaft abschmecken.

Nährwerte: **39 mg Harnsäure**, 1,3 g Eiweiß, 0 Fett, 31 g Kohlenhydrate,
(1 Person)   3 g Ballaststoffe, 136 kcal / 571 KJ

Nr. 29   Nudelsalat nach Hausfrauenart

50 g Vollkornhörnchen *Salz* *60 g (1) Ei, hartgekocht* *30 g Fleischwurst* *100 g Salatgurke* *3 g (½ EL) Schnittlauch,* *fein geschnitten* *15 g (1 EL) Mayonnaise* *40 g (2 EL) Joghurt natur, 3,5%* *Fett* *Pfeffer, frisch gemahlen*	Nudeln in Salzwasser gar kochen, kalt abschwenken und abtropfen lassen. Ei schälen, kleinhacken. Fleischwurst in feine Streifen schneiden. Salatgurke schälen, der Länge nach halbieren, mit Löffel entkernen, kleinwürfeln. Mayonnaise mit Joghurt und Pfeffer glattrühren. Alle Zutaten unter die Mayonnaise mischen, gut abschmecken und mind. 1 Std. ziehen lassen, nochmals abschmecken.

Nährwerte: **74 mg Harnsäure**, 21,7 g Eiweiß, 30 g Fett, 37 g Kohlen-
(1 Person)   hydrate, 5,5 g Ballaststoffe, 525 kcal / 2209 KJ

Frühstück

Kaffee oder Tee
30 g (2 EL) Kondensmilch,
7,5% Fett
evtl. mit Zucker
100 g Weizenmischbrot
10 g (1 EL) Butter
30 g Salami
20 g (1 EL) Honig

Nährwerte: **75 mg Harnsäure**, 14,1 g Eiweiß, 27 g Fett, 60 g Kohlen-
(1 Person)   hydrate, 4,1 g Ballaststoffe, 551 kcal / 2307 KJ

Zwischenmahlzeit

150 g (1 Becher) Joghurt natur,
1,5% Fett
10 g (2 TL) Zucker

Nährwerte: **0 Harnsäure**, 5,3 g Eiweiß, 2 g Fett, 18 g Kohlenhydrate,
(1 Person)   0 Ballaststoffe, 116 kcal / 488 KJ

Mittagessen

Toulouser Tomatensuppe 1	Rezept Nr. 30
Fisch überbacken	Rezept Nr. 32
Schwenkkartoffeln	Rezept Nr. 33
Chinakohlsalat	Rezept Nr. 34

Nährwerte: **244 mg Harnsäure**, 41,9 g Eiweiß, 33 g Fett, 51 g Kohlen-
(1 Person)   hydrate, 8,5 g Ballaststoffe, 690 kcal / 2892 KJ

Zwischenmahlzeit

Haferflocken-Apfelspeise   Rezept Nr. 35

Nährwerte: **30 mg Harnsäure**, 2 g Eiweiß, 1 g Fett, 38 g Kohlenhydrate,
(1 Person)   3 g Ballaststoffe, 173 kcal / 723 KJ

Abendessen

Kartoffelrösti mit Käse   Rezept Nr. 36
Salatschüssel   Rezept Nr. 37

Nährwerte: **74 mg Harnsäure**, 20,5 g Eiweiß, 33 g Fett, 51 g Kohlen-
(1 Person)   hydrate, 11,1 g Ballaststoffe, 594 kcal / 2491 KJ

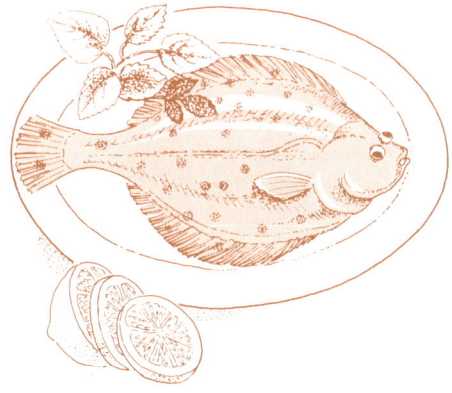

Gesamtnährwerte: **423 mg Harnsäure**, 83,8 g Eiweiß, 96 g Fett, 218 g
(1 Person pro Tag)   Kohlenhydrate, 26,7 g Ballaststoffe, 2124 kcal /
8901 KJ

Nr. 30   Toulouser Tomatensuppe 1

100 g Tomaten
10 g (1 EL) Zwiebeln, klein gehackt
5 g (1 TL) Öl
¼ l Tomatensaft
Salz
1 PR Knoblauchpulver
10 g (2 TL) Sahne, 30% Fett
2 g (½ EL) Petersilie, fein gehackt

Die Tomaten schälen, halbieren, mit Löffel entkernen und in kleine Würfel schneiden.
Die Zwiebeln in erhitztem Öl goldgelb rösten, Tomaten dazugeben, mit Flüssigkeit aufgießen und gar kochen. Sahne mit Gabel steif schlagen und auf die abgeschmeckte Suppe geben, mit Petersilie bestreuen.

Nährwerte: **26 mg Harnsäure**, 3,3 g Eiweiß, 9 g Fett, 12 g Kohlenhydrate,
(1 Person)   2,2 g Ballaststoffe, 137 kcal / 579 KJ

Nr. 31   Toulouser Tomatensuppe 2

100 g Tomaten
10 g (1 EL) Zwiebeln, klein gehackt
5 g (1 TL) Öl
¼ l Gemüsebrühe
Salz
1 PR Knoblauchpulver
10 g (2 TL) Sahne, 30% Fett
2 g (½ EL) Petersilie, fein gehackt

Zubereitung siehe Toulouser Tomatensuppe 1

Nährwerte: **13 mg Harnsäure**, 1,4 g Eiweiß, 8 g Fett, 4 g Kohlenhydrate,
(1 Person)   2,2 g Ballaststoffe, 100 kcal / 416 KJ

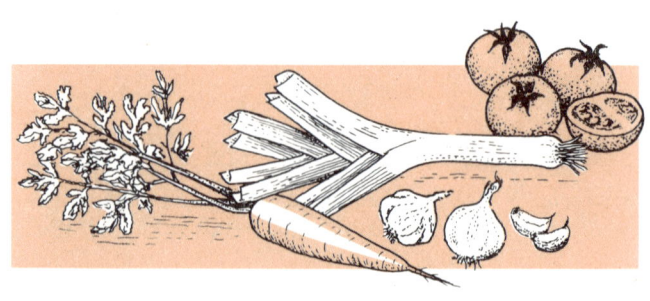

Nr. 32   Fisch überbacken

150 g Kabeljaufilet	Kabeljaufilet säubern, säuern, sal-
etw. Zitronensaft	zen. In eine Auflaufform legen.
Salz	Mehl in erhitztem Öl goldgelb rö-
z. Soße:	sten, mit Flüssigkeit aufgießen,
10 g (1 EL) Mehl	kurz kochen lassen.
5 g (1 TL) Öl	Käse untermischen, abschmecken,
ca. ⅛ l Gemüsebrühe	mit Eigelb legieren.
10 g (2 EL) Emmentalerkäse,	Soße über den Fisch ziehen, im Rohr
45% F. i. Tr., gerieben	überbacken.
Salz	
Pfeffer	
20 g (1) Eigelb	

Nährwerte: **173 mg Harnsäure**, 33,7 g Eiweiß, 15 g Fett, 7 g Kohlen-
(1 Person)   hydrate, 0,2 g Ballaststoffe, 320 kcal / 1336 KJ

Nr. 33   Schwenkkartoffeln

200 g Kartoffeln	Die geschälten Kartoffeln zerklei-
Salz	nern und in wenig Salzwasser gar
5 g (½ EL) Butter	kochen; Wasser abgießen.
2 g (½ EL) Petersilie, fein gehackt	Butter zerlassen, Petersilie zugeben
	und die Kartoffeln darin schwenken.

Nährwerte: **31 mg Harnsäure**, 4,2 g Eiweiß, 4 g Fett, 31 g Kohlenhydrate,
(1 Person)   5,1 g Ballaststoffe, 180 kcal / 755 KJ

Nr. 34   Chinakohlsalat

50 g Chinakohl
z. Salatmarinade:
1 EL Essig
1 EL Mineralwasser
5 g (1 TL) Öl
5 g (1 TL) Zwiebeln, fein gehackt

Chinakohl waschen, in feine Streifen schneiden. Salatmarinade herstellen und den Salat damit mischen.

Nährwerte: **14 mg Harnsäure**, 0,7 g Eiweiß, 5 g Fett, 0 Kohlenhydrate,
(1 Person)   1 g Ballaststoffe, 53 kcal / 222 KJ

Nr. 35   Haferflocken-Apfelspeise

10 g (1 geh. EL) Haferflocken,
kernig
5 g (1 TL) Zitronensaft, frisch
45 g (3 EL) Orangensaft,
frisch gepreßt
100 g Äpfel
15 g (1 EL) Zucker

Haferflocken in Saft einweichen, Äpfel dazureiben, untermischen, mit Zucker abschmecken.

Nährwerte: **30 mg Harnsäure**, 2 g Eiweiß, 1 g Fett, 38 g Kohlenhydrate,
(1 Person)   3 g Ballaststoffe, 173 kcal / 723 KJ

Nr. 36   Kartoffelrösti mit Käse

300 g Kartoffeln
10 g (1 EL) Öl
Salz
40 g Emmentalerkäse, 45% F. i. Tr.,
gerieben.

Gedämpfte Kartoffeln schälen, in Scheiben schneiden, in heißem Öl anbraten und salzen. Sobald die Kartoffeln goldgelb geröstet sind geriebenen Käse untermischen und bei mäßiger Hitze schmelzen lassen.

Nährwerte: **49 mg Harnsäure**, 17,6 g Eiweiß, 22 g Fett, 46 g Kohlen-
(1 Person)   hydrate, 7,5 g Ballaststoffe, 463 kcal / 1942 KJ

Nr. 37   Salatschüssel

100 g Tomaten	Tomaten waschen, den Stielansatz
50 g Kopfsalat	keilförmig herausschneiden und
20 g Kresse	achteln.
30 g Paprikaschote, grün	Kopfsalat putzen, waschen, gut ab-
z. Salatmarinade:	tropfen lassen. Kresse knapp über
2 EL Kräuteressig	den Wurzeln abschneiden, waschen.
2 EL Mineralwasser	Paprikaschote halbieren, putzen,
10 g (1 EL) Öl	waschen. Das Innere entfernen und
Salz	in Würfel schneiden.
Pfeffer	Salatmarinade herstellen, über die
3 g (½ EL) Schnittlauch,	Salate gießen und gut mischen.
fein geschnitten	

Nährwerte: **25 mg Harnsäure**, 2,9 g Eiweiß, 11 g Fett, 5 g Kohlenhydrate,
(1 Person)   3,6 g Ballaststoffe, 131 kcal / 549 KJ

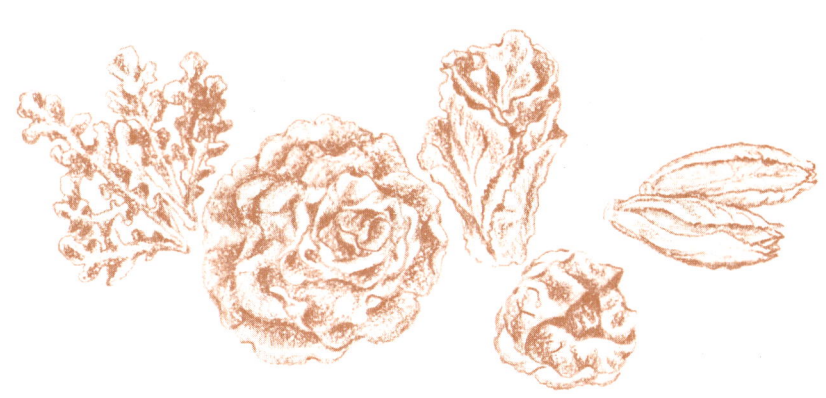

Frühstück

Kaffee oder Tee
30 g (2 EL) Kondensmilch,
7,5% Fett
evtl. mit Zucker
50 g (1) Brötchen
50 g Roggenvollkornbrot
80 g körniger Frischkäse
mit 3 g (½ EL) Schnittlauch
und 1 PR Paprikapulver
10 g (1 EL) Butter
20 g (1 EL) Pflaumenmarmelade

Nährwerte: **46 mg Harnsäure,** 20,2 g Eiweiß, 16 g Fett, 61 g Kohlen-
(1 Person)   hydrate, 5,4 g Ballaststoffe, 478 kcal / 1997 KJ

Zwischenmahlzeit

Gekühlte Bananenmilch   Rezept Nr. 38

Nährwerte: **13 mg Harnsäure,** 7,3 g Eiweiß, 3 g Fett, 33 g Kohlenhydrate,
(1 Person)   1 g Ballaststoffe, 195 kcal / 816 KJ

Mittagessen

Vegetarische Reispfanne   Rezept Nr. 39
Kopfsalat   Rezept Nr 101*
Himbeerquarkspeise   Rezept Nr. 40

Nährwerte: **159 mg Harnsäure,** 24,8 g Eiweiß, 23 g Fett, 114 g Kohlen-
(1 Person)   hydrate, 17,8 g Ballaststoffe, 775 kcal / 3240 KJ

* wie streng purinarme Diät 4. Tag

Zwischenmahlzeit

150 g Apfel

Nährwerte: **23 mg Harnsäure**, 0,5 g Eiweiß, 0 g Fett, 18 g Kohlenhydrate,
(1 Person) 3,4 g Ballaststoffe, 80 kcal / 330 KJ

Abendessen

Abgebräunter Leberkäs Rezept Nr. 41
Klostersalat Rezept Nr. 42

Nährwerte: **142 mg Harnsäure**, 18,5 g Eiweiß, 47 g Fett, 33 g Kohlen-
(1 Person) hydrate, 6,1 g Ballaststoffe, 653 kcal / 2737 KJ

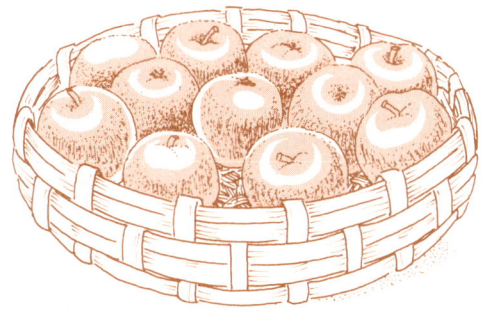

Gesamtnährwerte: **383 mg Harnsäure**, 71,3 g Eiweiß, 89 g Fett, 259 g
(1 Person pro Tag) Kohlenhydrate, 33,7 g Ballaststoffe, 2181 kcal /
9120 KJ

Nr. 38   Gekühlte Bananenmilch

50 g Banane, geschält *10 g (2 TL) Zucker* *15 g (1 EL) Zitronensaft, frisch* *10 g (1 TL) Honig* *2 Eiswürfel, sofern vorhanden* *200 g Milch, 1,5% Fett*	Banane kleinschneiden, mit Zucker, Zitronensaft, Honig, Eiswürfeln und gekühlter Milch mixen. Sofort servieren.

Nährwerte: **13 mg Harnsäure**, 7,4 g Eiweiß, 3 g Fett, 38 g Kohlenhydrate,
(1 Person)   1 g Ballaststoffe, 214 kcal / 893 KJ

Nr. 39   Vegetarische Reispfanne

30 g Zwiebeln *50 g Paprikaschote, grün* *150 g Tomaten* *50 Maiskörner, Dose* *10 g (1 EL) Öl* *70 g Vollkornreis, (Reis natur)* *15 g (1 EL) Tomatenmark* *Salz* *Pfeffer* *ca. 350 g Gemüsebrühe* *10 g (2 EL) Emmentalerkäse,* *gerieben, 45% F. i. Tr.* *3 g (½ EL) Petersilie, fein gehackt*	Zwiebel schälen, kleinschneiden. Paprikaschote halbieren, putzen, waschen. Das Innere entfernen und in Streifen schneiden. Tomaten waschen, Stielansatz keil- förmig herausschneiden, häuten, halbieren, mit Löffel entkernen, würfeln. Öl erhitzen, Zwiebeln darin glasig dünsten. Reis, Tomatenmark, Pa- prika dazugeben, andünsten. Sal- zen, pfeffern, mit Gemüsebrühe auf- gießen und leise köcheln. Nach ca. 20 Min. Tomatenconcassee und Mais dazugeben, untermischen und fertiggaren. Abschmecken, mit Käse und Peter- silie bestreuen.

Nährwerte: **135 mg Harnsäure**, 15,5 g Eiweiß, 17 g Fett, 94 g Kohlen-
(1 Person)   hydrate, 12,2 g Ballaststoffe, 603 kcal / 2522 KJ

Nr. 40 Himbeerquarkspeise

50 g Speisequark, Magerstufe *15 g (1 EL) Milch, 1,5% Fett* *10 g (2 TL) Zucker* *100 g Himbeeren* *5 g (1 TL) Zitronensaft*	Quark mit Milch und Zucker schaumig schlagen, die Himbeeren und Zitronensaft dazugeben, untermischen, abschmecken.

Nährwerte: **18 mg Harnsäure**, 8,6 g Eiweiß, 0 Fett, 19 g Kohlenhydrate,
(1 Person) 4,7 g Ballaststoffe, 119 kcal / 497 KJ

Nr. 41 Abgebräunter Leberkäs

120 g Leberkäs	Leberkäs in der kunststoffbeschichteten Pfanne auf beiden Seiten kurz anbraten.

Nährwerte: **105 mg Harnsäure**, 13,8 g Eiweiß, 36 g Fett, 0 Kohlen-
(1 Person) hydrate, 0 Ballaststoffe 407 kcal / 1704 KJ

Nr. 42 Klostersalat

200 g Kartoffeln *10 g Zwiebeln* *80 g Salatgurke* *z. Salatmarinade:* *2 EL Essig* *ca. 4 EL heiße Gemüsebrühe* *10 g (1 EL) Öl* *Salz* *Pfeffer, frisch gemahlen*	Kartoffeln waschen, kochen, schälen, etwas abkühlen lassen, in Scheiben schneiden sowie Zwiebeln in dünne Ringe. Salatgurke waschen, schälen, hobeln. Zutaten mischen, mit heißer Marinade übergießen, anmachen, durchziehen lassen und nochmals abschmecken.

Nährwerte: **37 mg Harnsäure**, 4,7 g Eiweiß, 10 g Fett, 33 g Kohlen-
(1 Person) hydrate, 6,1 g Ballaststoffe, 246 kcal / 1033 KJ

Frühstück

> *Kaffee oder Tee*
> *30 g (2 EL) Kondensmilch,*
> *7,5% Fett*
> *evtl. mit Zucker*
> *50 g Roggenvollkornbrot*
> *50 g Weißbrot*
> *10 g (1 EL) Butter*
> *60 g (1) Ei*
> *20 g (1 EL) Aprikosenmarmelade*
>
> *Nährwerte:* **48 mg Harnsäure**, 17,6 g Eiweiß, 19 g Fett, 59 g Kohlen-
> *(1 Person)*   hydrate, 5,2 g Ballaststoffe, 487 kcal / 2039 KJ

Zwischenmahlzeit

> *200 g Orangensaft, frisch gepreßt*
>
> *Nährwerte:* **24 mg Harnsäure**, 1,3 g Eiweiß, 0 Fett, 22 g Kohlenhydrate,
> *(1 Person)*   0 Ballaststoffe, 96 kcal / 400 KJ

Mittagessen

> *Zwiebelsuppe*   Rezept Nr. 43
> *Putenschnitzel*   Rezept Nr. 44
> *Wiener Bohnengemüse*   Rezept Nr. 45
> *Holländische Kartoffeln*   Rezept Nr. 46
>
> *Nährwerte:* **249 mg Harnsäure**, 33,1 g Eiweiß, 25 g Fett, 44 g Kohlen-
> *(1 Person)*   hydrate, 11,3 g Ballaststoffe, 550 kcal / 2307 KJ

Zwischenmahlzeit

Kaffee oder Tee
30 g (2 EL) Kondensmilch,
7,5% Fett
evtl. mit Zucker
1 Stück Gewürzkuchen   Rezept Nr. 7

Nährwerte: < **5 mg Harnsäure**, 8,4 g Eiweiß, 10 g Fett, 35 g Kohlen-
(1 Person)   hydrate, 1,4 g Ballaststoffe, 273 kcal / 1143 KJ

Abendessen

200 g Tomatensaft
Toast »Winzer Art«   Rezept Nr. 47

Nährwerte: **146 mg Harnsäure**, 24,4 g Eiweiß, 35 g Fett, 59 g Kohlen-
(1 Person)   hydrate, 8,4 g Ballaststoffe, 667 kcal / 2792 KJ

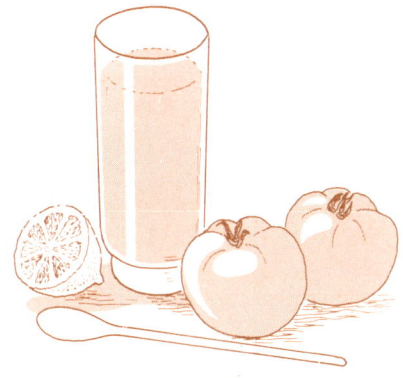

Gesamtnährwerte: **472 mg Harnsäure**, 84,8 g Eiweiß, 89 g Fett, 219 g
(1 Person pro Tag)   Kohlenhydrate, 26,3 g Ballaststoffe, 2073 kcal /
                       8681 KJ

Nr. 43   Zwiebelsuppe

30 g Zwiebeln	Zwiebel schälen, in feine Ringe
5 g (1 TL) Öl	schneiden, in heißem Öl glasig dün-
Salz	sten, salzen.
¼ l Gemüsebrühe	Mit Flüssigkeit aufgießen und gar
Pfeffer, frisch gemahlen	kochen.
1 PR Knoblauchpulver	Fertige Suppe mit Pfeffer und Knob-
	lauchpulver abschmecken.

Nährwerte: **5 mg Harnsäure**, 0,4 g Eiweiß, 5 g Fett, 2 g Kohlenhydrate,
(1 Person)   0,9 g Ballaststoffe, 56 kcal / 234 KJ

Nr. 44   Putenschnitzel

120 g Putenschnitzel	Putenschnitzel salzen, würzen und
Salz	in heißem Öl auf beiden Seiten bra-
Pfeffer	ten.
5 g (1 TL) Öl	

Nährwerte: **144 mg Harnsäure**, 24,6 g Eiweiß, 9 g Fett, 0 Kohlenhydrate,
(1 Person)   0 Ballaststoffe, 195 kcal / 819 KJ

Nr. 45   Wiener Bohnengemüse

150 g Bohnen, grün	Bohnen waschen, putzen, in Stücke
50 g Kartoffeln	schneiden. Kartoffel schälen und
10 g (1 EL) Zwiebeln, fein gehackt	klein würfeln. Zwiebeln in Öl andün-
5 g (1 TL) Öl	sten, Bohnen dazugeben, mit Flüs-
⅛ l Gemüsebrühe	sigkeit übergießen.
Salz	Salzen; Bohnenkraut auf das Gemü-
Bohnenkraut	se legen. Kartoffeln nach ca. 15 Min.
Essig	Garzeit hinzufügen. Alles zusam-
	men noch ca. 20 Min. garen; Bohnen-
	kraut entfernen und mit etw. Essig
	abschmecken.

Nährwerte: **73 mg Harnsäure**, 4,7 g Eiweiß, 5 g Fett, 17 g Kohlenhydrate,
(1 Person)   5,9 g Ballaststoffe, 140 kcal / 587 KJ

Nr. 46   Holländische Kartoffeln

150 g Kartoffeln
20 g Zwiebeln
5 g (1 TL) Öl
Salz
⅛ l Gemüsebrühe oder Wasser
2 g (½ EL) Petersilie, fein gehackt

Die Kartoffeln waschen, schälen, in Scheiben schneiden. Zwiebel in dünne Ringe schneiden und in heißem Öl glasig dünsten. Die Kartoffeln mit den Zwiebeln in einen Topf schichten, salzen, mit Flüssigkeit aufgießen und weich kochen. Vor dem Servieren mit Petersilie bestreuen.

Nährwerte: **27 mg Harnsäure**, 3,4 g Eiweiß, 5 g Fett, 25 g Kohlenhydrate,
(1 Person)   4,5 g Ballaststoffe, 159 kcal / 667 KJ

Nr. 47   Toast »Winzerart«

80 g Zwiebeln
10 g (1 EL) Öl
130 g Sauerkraut
1 PR Zucker
Wacholderbeeren
Nelken
50 g (2 Sch) Toastbrot
60 g Ananasstücke, Dose
60 g Weintrauben, weiß
30 g Schinken, roh, mager
40 g Goudakäse, 45% F. i. Tr.

Die Zwiebel schälen, fein hacken, in Öl glasig dünsten. Sauerkraut mit der Gabel auseinanderzupfen und mit den Gewürzen zu den Zwiebeln geben. Auf kleiner Flamme zugedeckt fertig garen.
Brot toasten.
Schinken würfeln und in der beschichteten Pfanne leicht anrösten. Ananas, Weintrauben und Schinken unter das Kraut geben.
Toastbrot gleichmäßig damit belegen und mit Käse überbacken.

Nährwerte: **136 mg Harnsäure**, 22,9 g Eiweiß, 35 g Fett, 53 g Kohlen-
(1 Person)   hydrate, 8,4 g Ballaststoffe, 637 kcal / 2662 KJ

Frühstück

Kaffee oder Tee
30 g (2 EL) Kondensmilch,
7,5% Fett
evtl. mit Zucker
100 g Weizenmischbrot
10 g (1 EL) Butter
30 g Schmelzkäse, 45% F. i. Tr.
20 g (1 EL) Honig

Nährwerte: **51 mg Harnsäure**, 13,1 g Eiweiß, 19 g Fett, 60 g Kohlen-
(1 Person)   hydrate, 4,1 g Ballaststoffe, 471 kcal / 1969 KJ

Zwischenmahlzeit

¼ l Buttermilch

Nährwerte: **0 Harnsäure**, 8,8 g Eiweiß, 1 g Fett, 10 g Kohlenhydrate,
(1 Person)   0 Ballaststoffe, 90 kcal / 378 KJ

Mittagessen

Geröstete Haferflockensuppe	Rezept Nr. 48
Kalbsgulasch	Rezept Nr. 49
Breite Nudeln	Rezept Nr. 50
Gurkensalat mit Joghurtdressing	Rezept Nr. 51

Nährwerte: **229 mg Harnsäure**, 34,6 g Eiweiß, 39 g Fett, 59 g Kohlen-
(1 Person)   hydrate, 5,9 g Ballaststoffe, 749 kcal / 3131 KJ

Zwischenmahlzeit

Pflaumen-Melonensalat   Rezept Nr. 52

Nährwerte: **40 mg Harnsäure**, 1,4 g Eiweiß, 0 Fett, 37 g Kohlenhydrate,
(1 Person)   2,3 g Ballaststoffe, 155 kcal / 646 KJ

Abendessen

Rosenkohlauflauf   Rezept Nr. 53
Endiviensalat   Rezept Nr. 54

Nährwerte: **180 mg Harnsäure**, 20,6 g Eiweiß, 27 g Fett, 32 g Kohlen-
(1 Person)   hydrate, 13,6 g Ballaststoffe, 465 kcal / 1950 KJ

Gesamtnährwerte: **396 mg Harnsäure**, 78,5 Eiweiß, 86 g Fett, 198 g
(1 Person pro Tag)   Kohlenhydrate, 25,9 g Ballaststoffe, 1930 kcal /
8074 KJ

Nr. 48   Geröstete Haferflockensuppe

Wurzelwerk:
10 g Lauch
10 g Sellerie
10 g Karotte
10 g (1 EL) Öl
15 g Haferflocken
ca. 300 g Gemüsebrühe
Salz
3 g (½ EL) Schnittlauch,
fein geschnitten

Vorbereitetes Wurzelwerk sehr fein und klein schneiden. Öl erhitzen, Haferflocken darin anrösten, Wurzelwerk dazugeben, mit andünsten. Mit kalter Flüssigkeit aufgießen und bei Mittelhitze ca. 10 Min. gar kochen. Abschmecken und mit Schnittlauch servieren.

Nährwerte: **25 mg Harnsäure**, 2,6 g Eiweiß, 11 g Fett, 10 g Kohlen-
(1 Person)   hydrate, 2,1 g Ballaststoffe, 157 kcal / 657 KJ

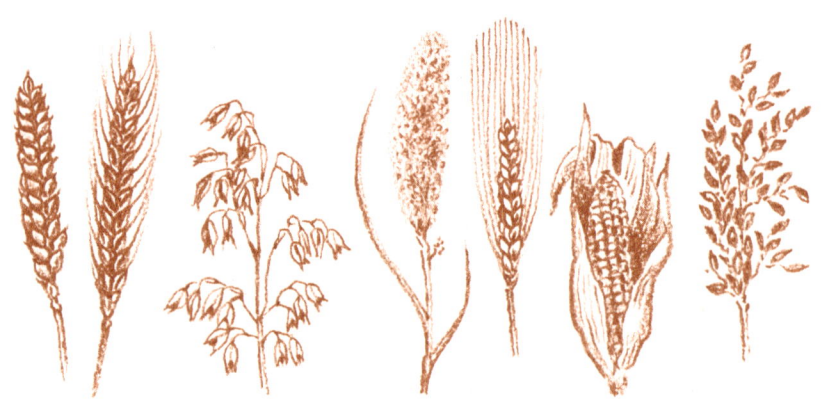

Nr. 49   Kalbsgulasch

100 g Kalbskeule	Fleisch waschen, trockentupfen, in
10 g (1 EL) Zwiebeln	gleichmäßige kleine Würfel schnei-
10 g (1 EL) Öl	den. Zwiebeln feinhacken. Fleisch in
2 g (½ TL) Mehl	heißem Öl anbraten. Zwiebel und
Salz	Mehl zugeben, kurz anrösten. Sal-
Pfeffer, frisch gemahlen	zen, würzen, das Tomatenmark hin-
1 PR Paprikapulver	zufügen, mit Flüssigkeit aufgießen
1 PR Knoblauchpulver	und gar dünsten. Bei Bedarf noch-
10 g (2 TL) Tomatenmark	mals etwas heiße Gemüsebrühe zu-
ca. 100 g Gemüsebrühe	gießen. Mit Sahne verfeinern.
oder Wasser	
10 g (2 TL) Sahne, 30% Fett	

Nährwerte: **159 mg Harnsäure**, 21,5 g Eiweiß, 15 g Fett, 3 g Kohlen-
(1 Person)   hydrate, 0,4 g Ballaststoffe, 247 kcal / 1030 KJ

Nr. 50   Breite Nudeln

60 g Nudeln	Nudeln in Salzwasser gar kochen,
Salz	abgießen, abtropfen lassen. Butter
5 g (1 TL) Butter	darübergeben und heiß servieren.

Nährwerte: **36 mg Harnsäure**, 8 g Eiweiß, 6 g Fett, 40 g Kohlenhydrate,
(1 Person)   2 g Ballaststoffe, 251 kcal / 1050 KJ

Nr. 51   Gurkensalat mit Joghurtdressing

150 g Salatgurke
z. Soße:
40 g (2 EL) Joghurt, 3,5 % Fett
5 g (1 TL) Öl
Salz
1 PR Zucker
ca. ½ TL Essig
Dill, fein gehackt

Gurke waschen, fein hobeln.
Joghurtsoße herstellen und über
den Salat geben.

Nährwerte: < **5 mg Harnsäure**, 2,5 g Eiweiß, 7 g Fett, 5 g Kohlenhydrate,
(1 Person)   1,4 g Ballaststoffe, 94 kcal / 395 KJ

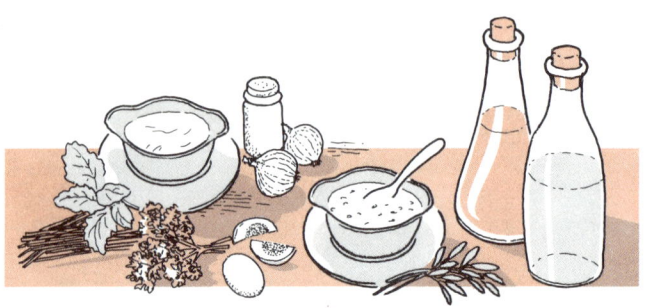

Nr. 52   Pflaumen-Melonensalat

75 g Pflaumen, entsteint
100 g Honigmelonenfruchtfleisch
15 g (1 EL) Zucker
5 g (1 TL) Zitronensaft, frisch
2–3 EL Mineralwasser

Pflaumen vierteln, Melone in kleine
Stücke schneiden. Die übrigen Zutaten verrühren und über die Früchte
gießen, mischen; etwas ziehen lassen.

Nährwerte: **40 mg Harnsäure**, 1,4 g Eiweiß, 0 Fett, 37 g Kohlenhydrate,
(1 Person)   2,3 g Ballaststoffe, 155 kcal / 646 KJ

Nr. 53 Rosenkohlauflauf

200 g Rosenkohl, frisch oder tiefgekühlt
Salz
150 g Kartoffeln, gekocht
20 g Schinken, gekocht, mager
20 g (1) Eigelb
4 EL Rosenkohlwasser oder Gemüsebrühe
1 MS Muskatnuß, frisch gerieben
Salz
15 g (1½ EL) Butter

Den frischen Rosenkohl waschen, putzen. Frisches oder tiefgekühltes Gemüse in Salzwasser halbgar kochen. Kartoffeln schälen, in Würfel schneiden. Beides kranzförmig in eine gefettete Auflaufform legen und darüber den gewürfelten Schinken verteilen. Eigelb mit Muskat, Salz und Flüssigkeit verquirlen und dazugießen. Butterflöckchen obenaufgeben und im Backrohr ca. 30 Min. garen.

Nährwerte: **172 mg Harnsäure**, 19,6 g Eiweiß, 22 g Fett, 31 g Kohlen-
(1 Person) hydrate, 12,6 g Ballaststoffe, 410 kcal / 1717 KJ

Nr. 54 Endiviensalat

50 g Endivie
z. Salatmarinade:
1 EL Essig
1–2 EL Mineralwasser
10 g (1 EL) Zwiebeln, fein gehackt
5 g (1 TL) Öl
Salz
Pfeffer

Salat waschen, abtropfen lassen, fein schneiden und mit Marinade anmachen.

Nährwerte: **8 mg Harnsäure**, 1 g Eiweiß, 5 g Fett, 1 g Kohlenhydrate, 1,1 g
(1 Person) Ballaststoffe, 56 kcal / 233 KJ

Frühstück

> *Kaffee oder Tee*
> *30 g (2 EL) Kondensmilch,*
> *7,5% Fett*
> *evtl. mit Zucker*
> *50 g (1) Brötchen*
> *20 g (2 Sch) Roggenvollkorn-*
> *knäckebrot*
> *10 g (1 EL) Butter*
> *30 g Schinken, gekocht, mager*
> *20 g (1 EL) Erdbeermarmelade*

Nährwerte: **83 mg Harnsäure**, 15 g Eiweiß, 16 g Fett, 53 g Kohlenhydrate,
(1 Person) 4,7 g Ballaststoffe, 424 kcal / 1774 KJ

Zwischenmahlzeit

> *150 g Apfel*

Nährwerte: **23 mg Harnsäure**, 0,5 g Eiweiß, 0 Fett, 18 g Kohlenhydrate,
(1 Person) 3,4 g Ballaststoffe, 80 kcal / 330 KJ

Mittagessen

> *Salat »Monte Carlo«*   Rezept Nr. 55
> *Schmorbraten*   Rezept Nr. 56
> *Kohlrabigemüse*   Rezept Nr. 57
> *Röstkartöffelchen*   Rezept Nr. 58

Nährwerte: **290 mg Harnsäure**, 36,5 g Eiweiß, 34 g Fett, 57 g Kohlen-
(1 Person) hydrate, 11,7 g Ballaststoffe, 704 kcal / 2941 KJ

Zwischenmahlzeit

Gekühlte Zitronenmilch   Rezept Nr. 59

Nährwerte: **0 Harnsäure**, 6,9 g Eiweiß, 3 g Fett, 33 g Kohlenhydrate,
(1 Person)   0 Ballaststoffe, 193 kcal / 805 KJ

Abendessen

Fruchtiger Käsesalat   Rezept Nr. 60
50 g Weizenmischbrot
50 g Toastbrot

Nährwerte: **77 mg Harnsäure**, 35,7 g Eiweiß, 33 g Fett, 63 g Kohlen-
(1 Person)   hydrate, 8,6 g Ballaststoffe, 708 kcal / 2962 KJ

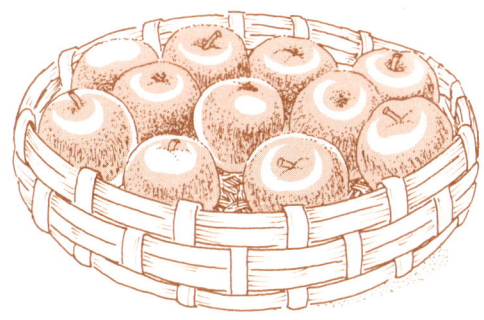

Gesamtnährwerte: **473 mg Harnsäure**, 94,6 g Eiweiß, 86 g Fett, 224 g
(1 Person pro Tag)   Kohlenhydrate, 28,4 g Ballaststoffe, 2109 kcal /
8812 KJ

Nr. 55   Salat »Monte Carlo«

100 g Orangen, geschält	Orange und die vorbereitete Tomate
75 g Tomate	in feine Scheiben schneiden, ringför-
10 g (1 großes) Salatblatt	mig auf ein Salatblatt legen. Mit der
3 g Öl	Öl-Zitronenmischung beträufeln.
5 g (1 TL) Zitronensaft, frisch	

Nährwerte: **29 mg Harnsäure**, 1,9 g Eiweiß, 3 g Fett, 12 g Kohlenhydrate,
(1 Person)   3,7 g Ballaststoffe, 87 kcal / 364 KJ

Nr. 56   Schmorbraten

120 g Rinderkeule	Fleisch salzen, mit Pfeffer einreiben,
Salz	von beiden Seiten in Öl kurz anbra-
Pfeffer	ten. Wurzelwerk und Zwiebel dazu-
5 g (1 TL) Öl	geben, mit Flüssigkeit aufgießen,
etw. Wurzelwerk u. 1 St. Zwiebel	zugedeckt gar schmoren. Wurzel-
ca. ⅛ l Gemüsebrühe oder Wasser	werk und Zwiebel entfernen. Bra-
5 g (½ EL) Weizenstärke	tensaft mit Stärke andicken, mit
15 g (1 EL) saure Sahne	Sahne abschmecken.

Nährwerte: **170 mg Harnsäure**, 25,6 g Eiweiß, 16 g Fett, 5 g Kohlen-
(1 Person)   hydrate, 0 Ballaststoffe, 284 kcal / 1187 KJ

Nr. 57   Kohlrabigemüse

200 g Kohlrabi*	Die vorbereitete Kohlrabi in Schei-
3 g Öl	ben schneiden. Öl erhitzen. Das Ge-
15 g (1 EL) Kondensmilch,	müse darin andünsten.
7,5% Fett	Mit Gemüsebrühe aufgießen und
etw. Gemüsebrühe	fertig garen. Salzen, Würzen, mit
Salz	Kondensmilch abschmecken. Mit
Muskatnuß, frisch gerieben	Petersilie bestreuen.
2 g (½ EL) Petersilie, fein gehackt	
	* Sofern die Kohlrabiblätter noch
	zart sind, die kleinsten davon fein
	geschnitten unter das gegarte
	Gemüse geben.

Nährwerte: **61 mg Harnsäure**, 4,9 g Eiweiß, 4 g Fett, 10 g Kohlenhydrate,
(1 Person)   3 g Ballaststoffe, 100 kcal / 413 KJ

Nr. 58   Röstkartöffelchen

200 g kleine Kartoffeln	Kartoffeln in der Schale kochen.
10 g (1 EL) Öl	Schälen, im ganzen in Öl goldgelb braten.

Nährwerte: **30 mg Harnsäure**, 4,1 g Eiweiß, 10 g Fett, 31 g Kohlen-
(1 Person)   hydrate, 5 g Ballaststoffe, 233 kcal / 976 KJ

Nr. 59   Gekühlte Zitronenmilch

20 g Puderzucker	Die Zutaten sehr gut unter die ge-
45 g (3 EL) Zitronensaft, frisch	kühlte Milch schlagen oder mixen;
etw. Zitronenschale, abgerieben	sofort servieren.
200 g Milch, 1,5% Fett	

Nährwerte: **0 Harnsäure**, 6,9 g Eiweiß, 3 g Fett, 33 g Kohlenhydrate,
(1 Person)   0 Ballaststoffe, 193 kcal / 805 KJ

Nr. 60   Fruchtiger Käsesalat

80 g Emmentaler, 45% F. i. Tr.	Käse in Streifen schneiden, Birne in
50 g Birne, geschält	kleine Würfel. Mit den Trauben und
50 g Weintrauben, kernlos	den Leinsamen zusammen in eine
10 g Leinsamen	Schüssel geben.
z. Soße:	Von den übrigen Zutaten eine Soße
40 g (2 EL) Joghurt, 1,5% Fett	herstellen, abschmecken. Mit dem
20 g (4 TL) Kondensmilch,	Käse und dem Obst mischen, gut
7,5% Fett	durchziehen lassen, nochmals
5 g (1 TL) Zitronensaft, frisch	abschmecken.
einige Tropfen Worcestersoße	
1 MS Senf	
1 MS Tomatenketchup	

Nährwerte: **34 mg Harnsäure**, 28,7 g Eiweiß, 30 g Fett, 18 g Kohlen-
(1 Person)   hydrate, 5 g Ballaststoffe, 471 kcal / 1970 KJ

Frühstück

Kaffee oder Tee
30 g (2 EL) Kondensmilch,
7,5% Fett
evtl. mit Zucker
100 g Weizenmischbrot
10 g (1 EL) Butter
30 g Emmentalerkäse, 45% F. i. Tr.
20 g (1 EL) Pflaumenmarmelade

Nährwerte: **48 mg Harnsäure**, 17,4 g Eiweiß, 21 g Fett, 57 g Kohlen-
(1 Person)   hydrate, 4,3 g Ballaststoffe, 494 kcal / 2068 KJ

Zwischenmahlzeit

200 g Karottensaft

Nährwerte: < **5 mg Harnsäure**, 1,3 g Eiweiß, 0 Fett, 10 g Kohlenhydrate,
(1 Person)   0 Ballaststoffe, 44 kcal / 182 KJ

Mittagessen

Gemüsesuppe mit Reis	Rezept Nr. 61
Roggenauflauf	Rezept Nr. 62
Apfelsoße	Rezept Nr. 63

Nährwerte: **141 mg Harnsäure**, 35,9 g Eiweiß, 46 g Fett, 107 g Kohlen-
(1 Person)   hydrate, 14 g Ballaststoffe, 1013 kcal / 4240 KJ

*eignet sich auch für streng purinarme Diät

Zwischenmahlzeit

Tee mit Zitrone
10 g (2 TL) Zucker
Butterbrezel
50 g (1) Brezel
10 g (1 EL) Butter

Nährwerte: **20 mg Harnsäure**, 4,5 g Eiweiß, 9 g Fett, 36 g Kohlenhydrate,
(1 Person)   1,5 g Ballaststoffe, 249 kcal / 1041 KJ

Abendessen

Pikant angemachter, körniger   Rezept Nr. 64
Frischkäse
80 g Radieschen
50 g Salatgurke, in Scheiben
100 g Roggenvollkornbrot
10 g (1 EL) Margarine

Nährwerte: **63 mg Harnsäure**, 27,1 g Eiweiß, 16 g Fett, 44 g Kohlen-
(1 Person)   hydrate, 9 g Ballaststoffe, 441 kcal / 1841 KJ

Gesamtnährwerte: **280 mg Harnsäure**, 86,2 g Eiweiß, 92 g Fett, 254 g
(1 Person pro Tag)   Kohlenhydrate, 28,8 g Ballaststoffe, 2241 kcal /
9372 KJ

Nr. 61   Gemüsesuppe mit Reis

20 g Karotten	Gemüse waschen, putzen und in
20 g Lauch	gleichmäßige dünne Streifen schnei-
20 g Sellerie	den.
10 g Erbsen, tiefgekühlt	Öl erhitzen und die Gemüse darin
5 g (1 TL) Öl	andünsten. Mit Flüssigkeit aufgie-
ca. 300 g Gemüsebrühe	ßen, salzen, gar kochen. Reis dazu-
30 g Reis, gekocht	geben, erhitzen, abschmecken. Mit
2 g (½ EL) Petersilie, fein gehackt	Petersilie anrichten.

Nährwerte: **41 mg Harnsäure**, 2,2 g Eiweiß, 5 g Fett, 9 g Kohlenhydrate,
(1 Person)   2,7 g Ballaststoffe, 96 kcal / 401 KJ

Nr. 62   Roggenauflauf

20 g Hafer	Hafer über Nacht in reichlich Was-
50 g Roggen, geschrotet	ser quellen lassen. Vor der Zuberei-
200 g Milch, 1,5% Fett	tung Flüssigkeit abgießen und
Zitronenschale, abgerieben	abtropfen.
1 PR Salz	Milch, Zitronenschale und Salz er-
60 g (1) Ei, getrennt	hitzen. Hafer und Roggen einrüh-
10 g (1 EL) Butter	ren, aufkochen und ca. 10 Min. aus-
20 g (1 EL) Honig	quellen und anschließend abkühlen
50 g Speisequark, Magerstufe	lassen. Die Hälfte der Haselnüsse
20 g Haselnüsse, gehackt	unter den Schrotbrei geben. Die vor-
100 g Aprikosen, frisch	bereiteten Aprikosen klein würfeln.
z. Ausfetten:	Eiklar sehr steif schlagen.
5 g (1 TL) Butter	Butter, Eigelb und Honig schaumig
	rühren. Speisequark, Schrotmasse
	und die Aprikosen dazugeben,
	mischen. Eischnee gleichmäßig
	unterziehen.
	In eine gefettete Auflaufform füllen.
	Die restlichen Nüsse obenauf
	streuen und bei Mittelhitze
	ca. 40 Min. backen.

Nährwerte: **86 mg Harnsäure**, 31,9 g Eiweiß, 37 g Fett, 78 g Kohlen-
(1 Person)   hydrate, 11,3 g Ballaststoffe, 802 kcal / 3354 KJ

Nr. 63   Apfelsoße

⅛ l Apfelsaft · Apfelsaft vorsichtig erhitzen.

⅛ l Apfelsaft	Apfelsaft vorsichtig erhitzen.
5 g (½ EL) Weizenstärke	Die mit etw. Flüssigkeit angerührte
5 g (1 TL) Zitronensaft, frisch	Stärke unter ständigem Rühren ein-
10 g (½) Eigelb	laufen lassen, aufkochen. Mit Zitro-
	nensaft abschmecken und mit Ei-
	gelb legieren.

Nährwerte: **14 mg Harnsäure**, 1,7 g Eiweiß, 3 g Fett, 19 g Kohlenhydrate,
(1 Person)   0 Ballaststoffe, 116 kcal / 484 KJ

Nr. 64   Pikant angemachter, körniger Frischkäse

150 g körniger Frischkäse,	Frischkäse in eine Schüssel geben
(Hüttenkäse)	und mit den übrigen Zutaten
6 g (1 EL) Schnittlauch,	mischen.
fein geschnitten	
Paprikapulver	

Nährwerte: < **5 mg Harnsäure**, 18,7 g Eiweiß, 6 g Fett, 5 g Kohlenhydrate,
(1 Person)   0,1 g Ballaststoffe, 158 kcal / 622 KJ

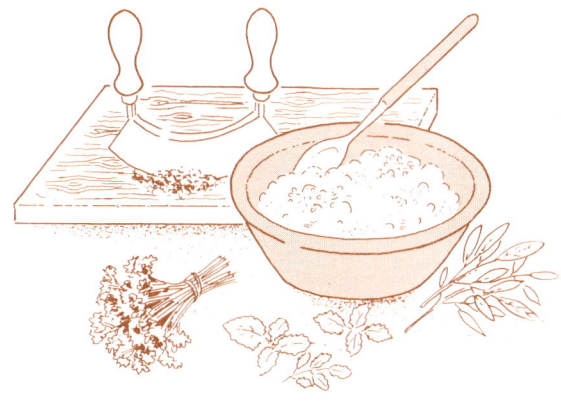

Frühstück

Kaffee oder Tee
30 g (2 EL) Kondensmilch,
7,5% Fett
evtl. mit Zucker
100 g Weizenvollkornbrot
10 g (1 EL) Butter   Rezept Nr. 90*
Abgeschlagener Speisequark
20 g (1 EL) Honig

Nährwerte: **60 mg Harnsäure**, 23,1 g Eiweiß, 18 g Fett, 64 g Kohlen-
(1 Person)   hydrate, 6,7 g Ballaststoffe, 520 kcal / 2175 KJ

Zwischenmahlzeit

Aprikosenmilch   Rezept Nr. 65

Nährwerte: **10 mg Harnsäure** 4,6 g Eiweiß, 2 g Fett, 16 g Kohlenhydrate,
(1 Person)   1 g Ballaststoffe, 103 kcal / 432 KJ

Mittagessen

Grünkernmehlsuppe   Rezept Nr. 66
Gemüseklopse   Rezept Nr. 67
Kleiner Salatteller 1   Rezept Nr. 16**
150 g Weintrauben

Nährwerte: **181 mg Harnsäure**, 15,4 g Eiweiß, 40 g Fett, 68 g Kohlen-
(1 Person)   hydrate, 13 g Ballaststoffe, 707 kcal / 2962 KJ
     * wie streng purinarme Diät 2. Tag
     ** wie purinarme Diät 2. Tag

Zwischenmahlzeit

Tee mit Zitrone
10 g (2 TL) Zucker
10 g (1 Sch) Roggenvollkorn-
knäckebrot
3 g (ca. ½ TL) Margarine
10 g (½ EL) Erdbeermarmelade

Nährwerte: **12 mg Harnsäure**, 1,1 g Eiweiß, 3 g Fett, 22 g Kohlenhydrate,
(1 Person)   1,6 g Ballaststoffe, 117 kcal / 489 KJ

Abendessen

Fleischsalat, badisch   Rezept Nr. 68
100 g Roggenbrot, Sechskorn

Nährwerte: **131 mg Harnsäure**, 23,5 g Eiweiß, 28 g Fett, 54 g Kohlen-
(1 Person)   hydrate, 10,4 g Ballaststoffe, 584 kcal / 2446 KJ

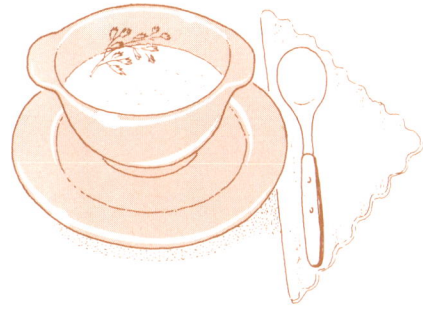

Gesamtnährwerte: **394 mg Harnsäure**, 67,7 g Eiweiß, 91 g Fett, 224 g
(1 Person pro Tag)   Kohlenhydrate, 32,7 g Ballaststoffe, 2031 kcal /
8504 KJ

Nr. 65   Aprikosenmilch

50 g Aprikosen	Die vorbereiteten Aprikosen zu
⅛ l Milch, 1,5% Fett	Püree mixen, langsam Milch und
5 g (1 TL) Zucker	Zucker dazugeben.

Nährwerte: **10 mg Harnsäure**, 4,6 g Eiweiß, 2 g Fett, 16 g Kohlenhydrate,
(1 Person)   1 g Ballaststoffe, 103 kcal / 432 KJ

Nr. 67   Gemüseklopse

40 g Karotten	Karotten, Sellerie, Kartoffeln
30 g Sellerie	waschen, putzen, schälen, in kleine
50 g Kartoffel	Stücke schneiden;
40 g Broccoli	Broccoli in Röschen teilen.
40 g Erbsen, tiefgekühlt	Alle Gemüse in der gesalzenen Flüs-
ca. ⅛ l Gemüsebrühe oder Wasser	sigkeit weich dünsten.
Salz	Zwischenzeitlich die Zwiebeln gold-
10 g (1 EL) Zwiebeln, fein gehackt	gelb rösten.
5 g (1 TL) Öl	Das fertig gegarte Gemüse auf ein
z. Teig:	Sieb geben, sehr gut abtropfen las-
30 g (½) Ei	sen. Mit dem Messer klein hacken
10 g (1 EL) Mehl	und in eine Schüssel geben. Die
10 g (1 EL) Grieß	Zwiebel und die Zutaten für den Teig
3 g (1 EL) Petersilie, fein gehackt	hinzufügen und zu einer Masse ver-
½ TL Basilikum, sofern vorhanden	arbeiten. Mit einem Eßlöffel Klopse
Salz	formen und in heißem Fett unter
Muskatnuß, frisch gerieben	mehrmaligem Wenden ausbacken.
z. Ausbacken:	
20 g (2 EL) Öl	

Nährwerte: **120 mg Harnsäure**, 11,5 g Eiweiß, 29 g Fett, 30 g Kohlen-
(1 Person)   hydrate, 8,8 g Ballaststoffe, 441 kcal / 1846 KJ

Nr. 66   Grünkernmehlsuppe

15 g (1 geh. EL) Grünkernmehl
300 g Gemüsebrühe oder Wasser
Salz
2 g (½ EL) Petersilie, fein gehackt

Grünkernmehl in etwas kaltem Wasser anrühren, Flüssigkeit zum Kochen bringen, das angerührte Grünkernmehl einrühren und ca. 20 Min. köcheln lassen. Mit Petersilie anrichten.

Nährwerte: **20 mg Harnsäure**, 1,6 g Eiweiß, 0 Fett, 11 g Kohlenhydrate,
(1 Person)   0,2 g Ballaststoffe, 55 kcal / 232 KJ

Nr. 68   Fleischsalat badisch

40 g Fleischwurst
30 g (1 kleine) Gewürzgurke
20 g Zwiebel
50 g Apfel
100 g Tomate
30 g (1 kleine) Karotte, gekocht
60 g Ei, hartgekocht
z. Soße:
10 g (1 EL) Mayonnaise
40 g (2 EL) Joghurt, 1,5% Fett
Salz
Pfeffer, frisch gemahlen
Paprikapulver
etw. Senf, mittelscharf
6 g (1 EL) Schnittlauch,
fein geschnitten

Zwiebel und Apfel schälen, Tomate häuten; alle Zutaten in feine Streifen schneiden. Ei pellen. Eiweiß vom Eigelb trennen. Eiweiß hacken und zu den übrigen Zutaten geben. Eigelb durch ein Sieb streichen oder mit der Gabel zerdrücken. Zutaten für die Soße mit Eigelb gut verrühren, abschmecken, über den Salat geben und mischen. Gut durchziehen lassen, nochmals abschmecken.

Nährwerte: **65 mg Harnsäure**, 16,8 g Eiweiß, 27 g Fett, 15 g Kohlen-
(1 Person)   hydrate, 4,9 g Ballaststoffe, 387 kcal / 1620 KJ

Frühstück

> *Kaffee oder Tee*
> *30 g (2 EL) Kondensmilch,*
> *7,5% Fett*
> *evtl. mit Zucker*
> *100 g Roggenvollkornbrot*
> *10 g (1 EL) Butter*
> *30 g Camembert, 45% F. i. Tr.*
> *20 g (1 EL) Pflaumenmarmelade*

Nährwerte: **59 mg Harnsäure**, 15,7 g Eiweiß, 18 g Fett, 51 g Kohlen-
(1 Person)   hydrate, 7,4 g Ballaststoffe, 447 kcal / 1866 KJ

Zwischenmahlzeit

> *150 g Birne*

Nährwerte: **23 mg Harnsäure**, 0,7 g Eiweiß, 0 Fett, 15 g Kohlenhydrate,
(1 Person)   4,2 g Ballaststoffe, 68 kcal / 279 KJ

Mittagessen

Gemüsebrühe mit Riebele	Rezept Nr. 69
Rotbarsch in Kapernsoße	Rezept Nr. 70
Reis	Rezept Nr. 71
Salatschälchen	Rezept Nr. 11*

Nährwerte: **267 Harnsäure**, 35,8 g Eiweiß, 29 g Fett, 69 g Kohlenhydrate,
(1 Person)   2 g Ballaststoffe, 704 kcal / 2952 KJ
          * wie purinarme Diät 1. Tag ohne Zwiebel

Zwischenmahlzeit

150 g (1 Becher) Joghurt, natur,
3,5% Fett

Nährwerte: **0 Harnsäure,** 5,8 g Eiweiß, 6 g Fett, 7 g Kohlenhydrate,
(1 Person)   0 Ballaststoffe, 106 kcal / 448 KJ

Abendessen

Sellerierohkost mit Karottenstreifen	Rezept Nr. 72
Eierkuchen mit frischen Heidelbeeren	Rezept Nr. 73
Pfirsichkompott	Rezept Nr. 75

Nährwerte: **107 mg Harnsäure,** 20,4 g Eiweiß, 23 g Fett, 104 g Kohlen-
(1 Person)   hydrate, 13,7 g Ballaststoffe, 717 kcal / 2998 KJ

Gesamtnährwerte: **456 mg Harnsäure,** 78,4 g Eiweiß, 76 g Fett, 246 g
(1 Person pro Tag)   Kohlenhydrate, 27,3 g Ballaststoffe, 2042 kcal /
8543 KJ

Nr. 69   Gemüsebrühe mit Riebele

¼ l Gemüsebrühe	In die erhitzte Gemüsebrühe die ge-
30 g Riebele, gekocht	kochten Teigwaren geben, nochmals
Salz	kurz aufkochen lassen, salzen.
3 g (½ EL) Schnittlauch,	Mit Schnittlauch servieren.
fein geschnitten	

Nährwerte: **8 mg Harnsäure**, 1,4 g Eiweiß, 0 Fett, 5 g Kohlenhydrate,
(1 Person)   0 Ballaststoffe, 36 kcal / 151 KJ

Nr. 70   Rotbarsch in Kapernsoße

150 g Rotbarschfilet	Fisch unter fließendem Wasser wa-
5 g (1 TL) Zitronensaft, frisch	schen, mit Zitronensaft beträufeln.
z. Fischsud:	Fischsud herstellen, aufkochen und
ca. 200 ml Wasser	den Fisch darin gar ziehen lassen.
Salz	Fischfilet herausnehmen und warm
1 Lorbeerblatt	stellen. Den Sud durch ein Sieb ge-
2 Pfefferkörner	ben.
1 PR Pfeffer	Butter erhitzen, Mehl darin an-
1 Stück Zwiebel, grob gehackt	schwitzen, mit ca. ⅛ l Fischsud nach
z. Soße:	und nach aufgießen und ca. 10 Min.
10 g (1 EL) Butter	köcheln lassen. Kapern dazugeben,
10 g (1 EL) Mehl	mit Sahne verfeinern. Fisch in die
10 g (ca. 1 EL) Kapern	Soße legen, kurz ziehen lassen.
15 g (1 EL) Sahne, 30% Fett	

Nährwerte: **201 mg Harnsäure**, 28,8 g Eiweiß, 19 g Fett, 8 g Kohlen-
(1 Person)   hydrate, 0,2 g Ballaststoffe, 333 kcal / 1395 KJ

Nr. 71 Reis

70 g Reis	Reis und Flüssigkeit in Topf geben,
150 g Gemüsebrühe	beides zusammen einige Minuten
Salz	quellen lassen, Salz zugeben, kurz
5 g (1 TL) Butter	aufkochen. Bei schwacher Hitze zu-
	gedeckt gar quellen lassen. Butter
	mit Gabel untermischen.

Nährwerte: **53 mg Harnsäure**, 4,9 g Eiweiß, 5 g Fett, 55 g Kohlenhydrate,
(1 Person) 1 g Ballaststoffe, 284 kcal / 1190 KJ

Nr. 72 Sellerierohkost mit Karottenstreifen

80 g Knollensellerie	Sellerie und Karotte putzen,
20 g Karotte	waschen, schälen, raffeln;
z. Joghurtsoße:	mit Joghurtsoße mischen,
30 g (1½ El) Joghurt, 1,5% Fett	abschmecken.
5 g (1 TL) Zitronensaft, frisch	
1 PR Zucker	

Nährwerte: **27 mg Harnsäure**, 2,5 g Eiweiß, 0 Fett, 5 g Kohlenhydrate,
(1 Person) 4,1 g Ballaststoffe, 39 kcal / 164 KJ

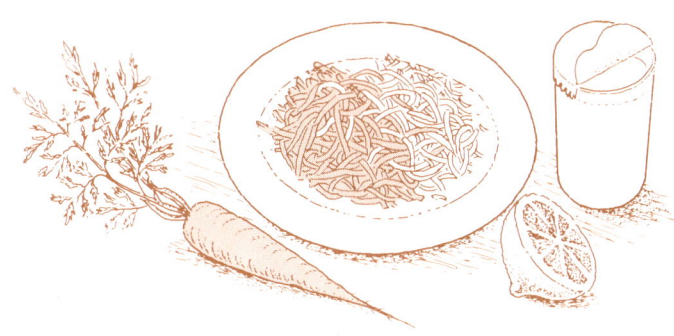

Nr. 73   Eierkuchen mit frischen Heidelbeeren*

150 g Heidelbeeren, frisch oder tiefgekühlt	Heidelbeeren verlesen, waschen, sehr gut abtropfen lassen;
5 g (1 TL) Zucker	Tiefgefrorene auftauen, abtropfen.
z. Teig:	Die Zutaten für den Teig glattrüh-
50 g Mehl	ren.
60 g (1) Ei, getrennt	Eiweiß zu steifem Schnee schlagen
80 g Milch, 1,5% Fett	und gleichmäßig unterziehen.
1 PR Salz	Fett in der kunststoffbeschichteten
z. Ausbacken:	Pfanne erhitzen, Teig hineingeben
15 g (1½ EL) Butter	und bei schwacher Hitze leicht an-backen, mit Heidelbeeren belegen, mit Zucker bestreuen. Zugedeckt noch kurz weiterbacken. Vorsichtig wenden und fertigstellen.

Nährwerte: **53 mg Harnsäure**, 16,7 g Eiweiß, 22 g Fett, 75 g Kohlen-
(1 Person) hydrate, 8,4 g Ballaststoffe, 579 kcal / 2424 KJ
* Anstelle von Eierkuchen mit Heidelbeeren kann Eierkuchen mit Apfel eingesetzt werden.

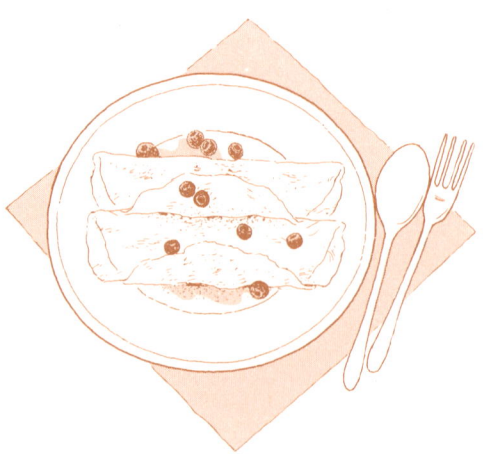

Nr. 74   Eierkuchen mit Apfel

150 g Apfel, geschält	Vom Apfel Kernhaus entfernen, in
5 g (1 TL) Zucker	feine Scheiben schneiden.
z. Teig:	Die Zutaten für den Teig glattrüh-
50 g Mehl	ren.
60 g (1) Ei, getrennt	Das Eiweiß zu einem steifen Schnee
80 g Milch, 1,5% Fett	schlagen und gleichmäßig unterzie-
1 PR Salz	hen.
z. Ausbacken:	Weitere Zubereitung siehe Eierku-
15 g (1½ EL) Butter	chen mit Heidelbeeren.

Nährwerte: **46 mg Harnsäure**, 16,3 g Eiweiß, 22 g Fett, 64 g Kohlen-
(1 Person)   hydrate, 4,6 g Ballaststoffe, 530 kcal / 2212 KJ

Nr. 75   Pfirsichkompott

150 g Pfirsiche	Reifen Pfirsich halbieren, entstei-
10 g (1 EL) Zucker	nen und in wenig Wasser weich dün-
	sten. Die Haut evtl. vom Pfirsich
	entfernen, mit Zucker süßen.

Nährwerte: **27 mg Harnsäure**, 1,1 g Eiweiß, 0 Fett, 23 g Kohlenhydrate,
(1 Person)   1,2 g Ballaststoffe, 98 kcal / 410 KJ

Frühstück

Kaffee oder Tee
30 g (2 EL) Kondensmilch,
7,5% Fett
evtl. mit Zucker
50 g (1) Brötchen
50 g Weizenvollkornbrot
10 g (1 EL) Butter
30 g Putenwurst
20 g (1 EL) Aprikosenmarmelade

Nährwerte: **89 mg Harnsäure**, 15,1 g Eiweiß, 14 g Fett, 61 g Kohlen-
(1 Person)   hydrate, 5,1 g Ballaststoffe, 440 kcal / 1838 KJ

Zwischenmahlzeit

250 g (1 Becher) Dickmilch,
1,5% Fett
evtl. mit Zucker

Nährwerte: **0 Harnsäure**, 8,5 g Eiweiß, 4 g Fett, 10 g Kohlenhydrate,
(1 Person)   0 Ballaststoffe, 120 kcal / 498 KJ

Mittagessen

Getreideeintopf   Rezept Nr. 76
Orangencreme   Rezept Nr. 77

Nährwerte: **223 mg Harnsäure**, 25 g Eiweiß, 25 g Fett, 89 g Kohlen-
(1 Person)   hydrate, 19,3 g Ballaststoffe, 698 kcal / 2922 KJ

Zwischenmahlzeit

> *150 g Erdbeeren*
> *10 g (2 TL) Zucker*

Nährwerte: **38 mg Harnsäure**, 1,2 g Eiweiß, 0 Fett, 19 g Kohlenhydrate,
(1 Person)   3 g Ballaststoffe, 88 kcal / 370 KJ

Abendessen

> *Käsespatzen*   Rezept Nr. 78
> *Grüner Salat*   Rezept Nr. 79

Nährwerte: **58 mg Harnsäure**, 27,2 g Eiweiß, 34 g Fett, 75 g Kohlen-
(1 Person)   hydrate, 3,8 g Ballaststoffe, 734 kcal / 3069 KJ

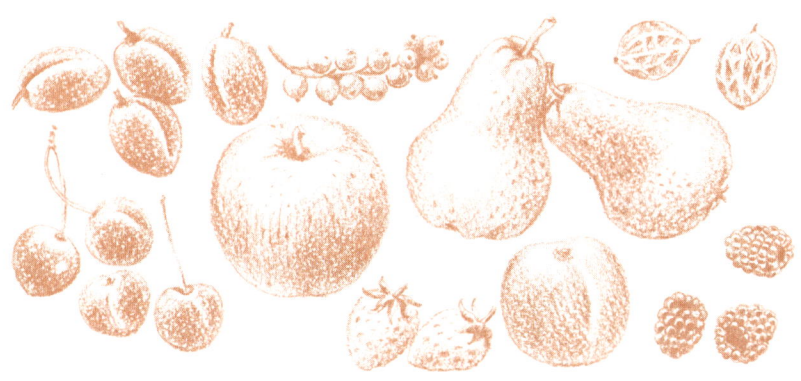

Gesamtnährwerte: **408 mg Harnsäure**, 77 g Eiweiß, 77 g Fett, 254 g
(1 Person pro Tag)   Kohlenhydrate, 31,2 g Ballaststoffe, 2080 kcal /
8697 KJ

Nr. 76   Getreideeintopf

20 g Roggen	Roggen und Weizen mischen, in
20 g Weizen	reichlich Wasser über Nacht quellen
30 g Lauch	lassen. Vor der Zubereitung Wasser
50 g Karotten	abgießen und abtropfen.
50 g Sellerie	Das Gemüse putzen, waschen.
50 g Broccoli	Lauch in dünne Ringe, Karotten,
50 g Erbsen, tiefgekühlt	Sellerie und Kartoffeln schälen und
50 g Kartoffeln	in kleine Würfel schneiden.
20 g (2 EL) Zwiebeln, fein gehackt	Broccoli in kleine Röschen zerteilen.
20 g Vollkornreis	Öl erhitzen, Zwiebeln darin glasig
10 g (1 EL) Öl	dünsten.
Salz	Alle Gemüse und Reis hinzugeben,
Pfeffer, frisch gemahlen	mit andünsten. Salzen und würzen.
ca. ½ l Gemüsebrühe	200 ml Gemüsebrühe dazugießen;
3 g (1 EL) Petersilie, fein gehackt	ca. 20 Min. garen. Gleichzeitig die
	Getreidekörner in einen Topf geben,
	mit der restlichen Gemüsebrühe
	aufgießen und bei Mittelhitze ca.
	40 Min. weich kochen und unter das
	Gemüse mischen. Mit Petersilie be-
	streuen.

Nährwerte: **200 mg Harnsäure**, 13,3 g Eiweiß, 12 g Fett, 58 g Kohlen-
(1 Person)   hydrate, 17,1 g Ballaststoffe, 401 kcal / 1677 KJ

Nr. 77   Orangencreme

100 g Orange, geschält	Die Orange in kleine Würfel schnei-
20 g (4 TL) Zucker	den. Zucker mit dem Eigelb schau-
60 g (1) Ei, getrennt	mig schlagen. Fruchtstücke und die
3 g (1½ Blatt) Gelatine	nach Vorschrift aufgelöste Gelatine
20 g (4 TL) Sahne, 30% Fett	dazugeben, kaltstellen.
	Eischnee und Sahne getrennt steif-
	schlagen. Sobald die Masse zu stok-
	ken beginnt Eischnee und Sahne
	gleichmäßig unterziehen.

Nährwerte: **23 mg Harnsäure**, 11,7 g Eiweiß, 13 g Fett, 31 g Kohlen-
(1 Person)   hydrate, 2,2 g Ballaststoffe, 298 kcal / 1245 KJ

Nr. 78 Käsespatzen

100 g Mehl*	Das gesiebte Mehl mit Wasser und
4–5 EL Wasser	Ei gut verschlagen, etw. Salz dazu-
60 g (1) Ei	geben. Den Teig durch Spätzleseiher
Salz	in kochendes Salzwasser drücken;
25 g (5 EL) Emmentalerkäse,	ca. 5 Min. kochen lassen. Inzwischen
gerieben, 45% F. i. Tr.	Butter erhitzen und Zwiebeln darin
10 g (1 EL) Butter	goldgelb rösten. Spätzle in ein Sieb
10 g (1 EL) Zwiebeln, fein gehackt	geben, abtropfen lassen und sofort
	lagenweise mit Käse bestreuen.
	Zwiebeln darübergeben.

Nährwerte: **48 mg Harnsäure**, 25,7 g Eiweiß, 23 g Fett, 74 g Kohlen-
(1 Person) hydrate, 2,5 g Ballaststoffe, 630 kcal / 2635 KJ

* *Tip* Anstelle von Weizenmehl Typ 405 kann auch Weizenmehl Typ 1050 verwendet werden. Flüssigkeitsmenge etwa auf 5–6 EL erhöhen.

Nr. 79 Grüner Salat*

80 g Salat*	Salat vorbereiten. Marinade her-
z. Marinade:	stellen und kurz vor dem Servieren
1–2 EL Essig	mischen.
1 EL Mineralwasser	
10 g (1 EL) Öl	
Salz	
1 PR Zucker	
3 g (½ EL) Schnittlauch,	
fein geschnitten	

Nährwerte: **10 mg Harnsäure**, 1,5 g Eiweiß, 10 g Fett, 0 Kohlenhydrate,
(1 Person) 1,3 g Ballaststoffe, 104 kcal / 434 KJ
* Harnsäurewerte von Endiviensalat, wahlweise können auch andere grüne Blattsalate verwendet werden.

Frühstück

Kaffee oder Tee
30 g (2 EL) Kondensmilch,
7,5% Fett
evtl. mit Zucker
50 g Roggenvollkornbrot
25 g (1 Sch) Weizentoastbrot
10 g (1 EL) Butter
Rührei mit Schnittlauch   Rezept Nr. 80
20 g (1 EL) Erdbeermarmelade

Nährwerte: **39 mg Harnsäure**, 15,9 g Eiweiß, 19 g Fett, 46 g Kohlen-
(1 Person)   hydrate, 4,7 g Ballaststoffe, 436 kcal / 1823 KJ

Zwischenmahlzeit

150 g Grapefruitsaft, frisch gepreßt

Nährwerte: **15 mg Harnsäure**, 0,8 g Eiweiß, 0 Fett, 13 g Kohlenhydrate,
(1 Person)   0 Ballaststoffe, 57 kcal / 236 KJ

Mittagessen

Rehschnitzel   Rezept Nr. 81
Rotkraut   Rezept Nr. 82
Salzkartoffeln   Rezept Nr. 15*
Bratapfel mit Preiselbeerfüllung   Rezept Nr. 83

Nährwerte: **334 mg Harnsäure**, 41,1 g Eiweiß, 27 g Fett, 105 g Kohlen-
(1 Person)   hydrate, 16,4 g Ballaststoffe, 850 kcal / 3554 KJ
      *wie purinarme Diät 2. Tag

Zwischenmahlzeit

Kaffee oder Tee
30 g (2 EL) Kondensmilch,
7,5% Fett
evtl. mit Zucker
1 Stück Biskuitroulade 1   Rezept Nr. 5

Nährwerte: < **5 mg Harnsäure**, 9,7 g Eiweiß, 6 g Fett, 30 g Kohlenhydrate,
(1 Person)   0,2 g Ballaststoffe, 215 kcal / 901 KJ

Abendessen

Liptauerkäse   Rezept Nr. 84
100 g Roggenmischbrot
100 g Tomate

Nährwerte: **69 mg Harnsäure**, 23,9 g Eiweiß, 21 g Fett, 50 g Kohlen-
(1 Person)   hydrate, 7,6 g Ballaststoffe, 503 kcal / 2101 KJ

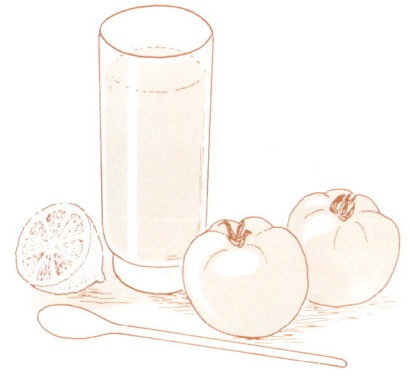

Gesamtnährwerte: **463 mg Harnsäure**, 91,4 g Eiweiß, 73 g Fett, 244 g
(1 Person pro Tag)   Kohlenhydrate, 28,9 g Ballaststoffe, 2061 kcal /
8615 KJ

Nr. 81   Rehschnitzel

150 g Rehschnitzel	Schnitzel unter fließendem Wasser
3 g (½ TL) Zitronensaft, frisch	waschen, trockentupfen. Mit Zitro-
2,5 g (½ TL) Öl	nensaft beträufeln, mit Öl bepin-
Pfeffer	seln. Pfeffer und Wacholderbeeren
Wacholderbeeren, zerstoßen	mischen und das Fleisch damit be-
5 g (1 TL) Öl	streichen.
Salz	Öl erhitzen, Schnitzel darin kurz auf
1 EL Gemüsebrühe	beiden Seiten braten, salzen. Aus
15 g (1 EL) saure Sahne, 10% Fett	der Pfanne nehmen und heiß stellen.
	Gemüsebrühe und Sahne zum
	Fleischfond geben, kurz aufkochen
	und über das Schnitzel gießen.

Nährwerte: **180 mg Harnsäure**, 32,5 g Eiweiß, 12 g Fett, 0 Kohlen-
(1 Person)   hydrate, 0 Ballaststoffe, 254 kcal / 1063 KJ

Nr. 82   Rotkraut

200 g Rotkraut,	Frisches Kraut putzen, waschen, ho-
frisch oder tiefgekühlt	beln. Öl erhitzen, Zwiebeln darin an-
10 g (1 EL) Öl	dünsten. Das Gemüse, Apfel, Salz,
10 g (1 EL) Zwiebeln, fein gehackt	die Gewürze und Essig dazugeben,
25 g (¼ kleiner) Apfel, geschält	mit etw. Flüssigkeit aufgießen und
Salz	zugedeckt weich dünsten. Kurz vor
Pfeffer	Ende der Garzeit Mehl mit etw.
gespickte Zwiebel*	Wasser verrühren und unter das
1 PR Zucker	Kraut geben, aufkochen lassen, ab-
etw. Essig	schmecken.
5–6 EL Wasser	
3 g (1 TL) Mehl	

Nährwerte: **87 mg Harnsäure**, 3,5 g Eiweiß, 10 g Fett, 12 g Kohlen-
(1 Person)   hydrate, 5,9 g Ballaststoffe, 160 kcal / 668 KJ
  * Zwiebelstück mit Lorbeerblatt und Nelken.

Nr. 80 Rührei mit Schnittlauch

60 g (1) Ei *15 g (1 EL) Milch, 1,5 % Fett* *Salz* *Pfeffer, frisch gemahlen* *3 g (½ EL) Schnittlauch,* *fein geschnitten*	Ei mit Milch verquirlen, salzen, pfeffern. In der kunststoffbeschichteten Pfanne unter gelegentlichem Rühren stocken lassen, abschmecken. Mit Schnittlauch anrichten.

Nährwerte: < **5 mg Harnsäure**, 8,3 g Eiweiß, 7 g Fett, 1 g Kohlenhydrate,
(1 Person) 0 Ballaststoffe, 109 kcal / 455 KJ

Nr. 83 Bratapfel mit Preiselbeeren

200 g (1 großer) Apfel* *50 g (2 EL) Preiselbeeren, Dose* *5 g (1 TL) Butter* *15 g (1 EL) Zucker*	Apfel waschen und abtrocknen, Kerngehäuse ausstechen. In eine kleine Auflaufform geben. Mit Preiselbeeren füllen. Butterflöckchen obenauf geben, im Backrohr ca. 25 Min. braten. Mit Zucker bestreuen.

Nährwerte: **37 mg Harnsäure**, 1 g Eiweiß, 5 g Fett, 61 g Kohlenhydrate,
(1 Person) 5,4 g Ballaststoffe, 296 kcal / 1235 KJ

* Tip dafür Boskopapfel besonders gut geeignet

Nr. 84 Liptauerkäse

15 g (1½ EL) Butter *60 g Speisequark, Magerstufe* *15 g (1 EL) Milch, 1,5 % Fett* *20 g (1 EL) Joghurt, 1,5 % Fett* *30 g Camembert, reif,* *45 % F. i. Tr.* *Salz* *10 g (1 EL) Zwiebeln, fein gehackt* *1 PR Paprikapulver* *1 PR Pfeffer, weiß* *20 g Zwiebelringe*	Butter schaumig rühren, Speisequark, Milch und Joghurt dazugeben und gut verschlagen. Camembert mit Gabel fein zerdrükken und mit den übrigen Zutaten zu der Quarkmasse geben, zusammen verrühren, pikant abschmecken und mit Zwiebelringen garnieren.

Nährwerte: **14 mg Harnsäure**, 16,1 g Eiweiß, 20 g Fett, 6 g Kohlen-
(1 Person) hydrate, 0,9 g Ballaststoffe, 280 kcal / 1170 KJ

Frühstück

Kaffee oder Tee
30 g (2 EL) Kondensmilch,
7,5% Fett
evtl. mit Zucker
80 g Weizenvollkornbrot
10 g (1 EL) Butter
30 g Goudakäse, 45% F. i. Tr.
20 g (1 EL) Erdbeerkonfitüre

Nährwerte: **53 mg Harnsäure**, 15,8 g Eiweiß, 20 g Fett, 47 g Kohlen-
(1 Person)   hydrate, 5,6 g Ballaststoffe, 444 kcal / 1859 KJ

Zwischenmahlzeit

150 g Birne

Nährwerte: **23 mg Harnsäure**, 0,7 g Eiweiß, 0 Fett, 15 g Kohlenhydrate,
(1 Person)   4,2 g Ballaststoffe, 68 kcal / 279 KJ

Mittagessen

Karottenrohkost	Rezept Nr. 85
Kartoffelpuffer	Rezept Nr. 86
Apfelmus	Rezept Nr. 87

Nährwerte: **90 mg Harnsäure**, 13,7 g Eiweiß, 29 g Fett, 98 g Kohlenhydra-
(1 Person)   te, 14,5 g Ballaststoffe, 716 kcal / 2999 KJ

Zwischenmahlzeit

Milchmixgetränk   Rezept Nr. 88
mit Sanddornsaft

Nährwerte: **0 Harnsäure**, 9,4 g Eiweiß, 5 g Fett, 29 g Kohlenhydrate,
(1 Person)   0 Ballaststoffe, 210 kcal / 876 KJ

Abendessen

Ungarischer Reissalat   Rezept Nr. 89
50 g Roggenvollkornbrot
10 g (1 EL) Margarine

Nährwerte: **114 mg Harnsäure**, 19,5 g Eiweiß, 32 g Fett, 79 g Kohlen-
(1 Person)   hydrate, 7,6 g Ballaststoffe, 700 kcal / 2927 kJ

Gesamtnährwerte: **279 mg Harnsäure**, 59,1 g Eiweiß, 86 g Fett, 268 g
(1 Person pro Tag)   Kohlenhydrate, 31,9 g Ballaststoffe, 2138 kcal /
8940 KJ

Nr. 85   Karottenrohkost

40 g (2 EL) Joghurt, 3,5% Fett	Joghurt mit Zucker und Zitronen-
5 g (1 TL) Zucker	saft verrühren. Die gewaschenen,
5 g (1 TL) Zitronensaft,	dünn geschälten Karotten und das
frisch gepreßt	Apfelstück in die Joghurtsoße
100 g Karotten	raspeln und untermischen
50 g Apfel	

Nährwerte: **23 mg Harnsäure**, 2,7 g Eiweiß, 2 g Fett, 18 g Kohlenhydrate,
(1 Person)   4,6 g Ballaststoffe, 103 kcal / 430 KJ

Nr. 86   Kartoffelpuffer

250 g Kartoffeln, mehlige Sorte	Die vorbereiteten Kartoffeln fein rei-
10 g (1 EL) Mehl	ben, die übrigen Zutaten dazugeben,
15 g (1 EL) saure Sahne, 10% Fett	gut mischen, mit Salz abschmecken.
30 g (½) Ei	Öl in der kunststoffbeschichteten
Salz	Pfanne erhitzen. Mit dem Löffel
z. Ausbacken:	kleine Kuchen in die Pfanne geben
20 g (2 EL) Öl	und auf beiden Seiten knusprig gold-
	braun backen.

Nährwerte: **44 mg Harnsäure**, 10,4 g Eiweiß, 26 g Fett, 46 g Kohlen-
(1 Person)   hydrate, 6,5 g Ballaststoffe, 474 kcal / 1988 KJ

Nr. 87   Apfelmus

150 g Apfel	Apfel zerkleinern, mit den übrigen
15 g (1 EL) Zucker	Zutaten in wenig Wasser weich dün-
Zimtstange, kleines Stück	sten. Zimtstange und Zitronen-
Zitronenschale	schale entfernen, passieren.

Nährwerte: **23 mg Harnsäure**, 0,5 g Eiweiß, 0 Fett, 33 g Kohlenhydrate,
(1 Person)   3,4 g Ballaststoffe, 139 kcal / 580 KJ

Nr. 88 Milchmixgetränk mit Sanddornsaft

¼ l Milch, 1,5% Fett *20 g (1 EL) Joghurt, 3,5% Fett* *30 g (2 EL) Sanddornsaft* *15 g (1 EL) Zucker*	Alle Zutaten zusammen mixen und kühl servieren.

Nährwerte: **0 Harnsäure**, 9,4 g Eiweiß, 5 g Fett, 29 g Kohlenhydrate,
(1 Person) 0 Ballaststoffe, 210 kcal / 876 KJ

Nr. 89 Ungarischer Reissalat

70 g Reis *100 g Tomaten* *50 g Paprikaschote, grün* *30 g Champignons, Dose* *30 g Edamer, 40% F. i. Tr.* *z. Marinade:* *1 EL Kräuteressig* *30 g (2 EL) saure Sahne, 10% Fett* *10 g (1 EL) Öl* *Salz* *etw. Senf, mittelscharf* *Pfeffer, frisch gemahlen*	Reis in reichlich kochendem Salzwasser körnig weich kochen, abtropfen lassen; Tomaten, Paprikaschote, Champignons und Käse in kleine Würfel oder in feine Streifen schneiden und zum Reis geben. Marinade herstellen und mit den Zutaten vermischen. Kühlstellen und mind. 1 Stunde durchziehen lassen.

Nährwerte: **89 mg Harnsäure**, 15,8 g Eiweiß, 23 g Fett, 61 g Kohlen-
(1 Person) hydrate, 4 g Ballaststoffe, 530 kcal / 2218 KJ

Frühstück

Kaffee oder Tee
30 g (2 EL) Kondensmilch,
7,5% Fett
evtl. mit Zucker
50 g Roggenvollkornbrot
20 g (2 Sch) Weizenknäckebrot
10 g (1 EL) Butter
Abgeschlagener Speisequark   Rezept Nr. 90
20 g (1 EL) Honig

Nährwerte: **45 mg Harnsäure**, 21,3 g Eiweiß, 18 g Fett, 54 g Kohlen-
(1 Person)   hydrate, 6,5 g Ballaststoffe, 472 kcal / 1975 KJ

Zwischenmahlzeit

200 g Orangensaft, frisch gepreßt

Nährwerte: **24 mg Harnsäure**, 1,3 g Eiweiß, 0 Fett, 22 g Kohlenhydrate,
(1 Person)   0 Ballaststoffe, 96 kcal / 400 KJ

Mittagessen

Nudel-Gemüseeintopf   Rezept Nr. 91
50 g (1) Brötchen
10 g (1 EL) Butter
Gestürzter Vanillepudding
mit frischen Himbeeren   Rezept Nr. 92

Nährwerte: **90 mg Harnsäure**, 19 g Eiweiß, 26 g Fett, 96 g Kohlenhydrate,
(1 Person)   8,2 g Ballaststoffe, 708 kcal / 2962 KJ

Zwischenmahlzeit

150 g Weintrauben

Nährwerte: **30 mg Harnsäure**, 1 g Eiweiß, 0 Fett, 24 g Kohlenhydrate,
(1 Person)   2,4 g Ballaststoffe, 105 kcal / 440 KJ

Abendessen

Griechischer Salat   Rezept Nr. 93
80 g Leinsamenbrot
10 g (1 EL) Butter

Nährwerte: **92 mg Harnsäure**, 21,4 g Eiweiß, 37 g Fett, 55 g Kohlen-
(1 Person)   hydrate, 8,8 g Ballaststoffe, 610 kcal / 2554 KJ

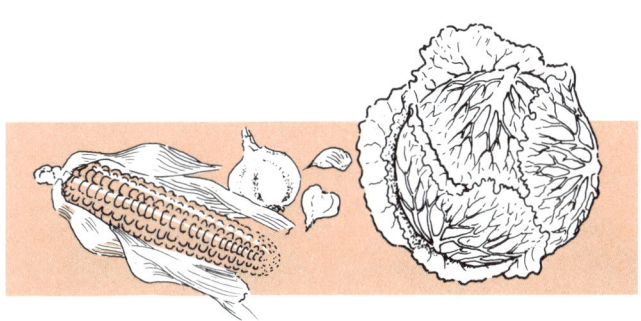

Gesamtnährwerte: **281 mg Harnsäure**, 64 g Eiweiß, 81 g Fett, 251 g
(1 Person pro Tag)   Kohlenhydrate, 25,9 g Ballaststoffe, 1991 kcal /
8331 KJ

Nr. 90   Abgeschlagener Speisequark

100 g Speisequark, 20% F. i. Tr.   Speisequark mit Milch gut verschla-
30 g (2 EL) Milch, 3,5% Fett   gen.

Nährwerte: **0 Harnsäure**, 13,5 g Eiweiß, 6 g Fett, 5 g Kohlenhydrate,
(1 Person)   0 Ballaststoffe, 136 kcal / 569 KJ

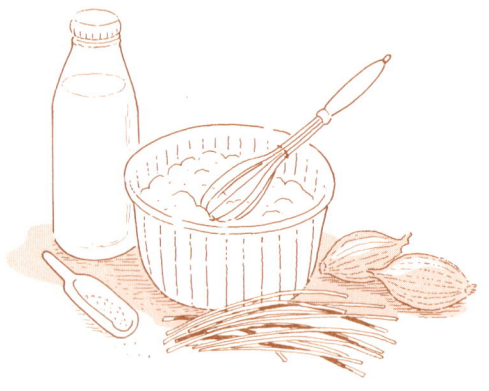

Nr. 91   Nudel-Gemüsetopf

60 g Eierteigwaren   Teigwaren in reichlich Salzwasser
30 g Spargel   kochen, abschrecken, abtropfen
40 g Karotten   lassen.
30 g Zucchini   Frisches Gemüse waschen, putzen;
10 g (1 EL) Öl   Spargel in Stücke, das übrige Gemü-
300 g Gemüsebrühe   se in Würfel schneiden und in erhitz-
Salz   tem Öl andünsten. Mit Flüssigkeit
1 PR Muskatnuß, frisch gerieben,   aufgießen und fertiggaren. Teigwa-
3 g (1 EL) Petersilie, fein gehackt   ren zufügen und erwärmen, mit
Salz, Muskat und Petersilie ab-
schmecken.

Nährwerte: **57 mg Harnsäure**, 9,6 g Eiweiß, 12 g Fett, 43 g Kohlen-
(1 Person)   hydrate, 4,3 g Ballaststoffe, 327 kcal / 1368 KJ

Nr. 92   Gestürzter Vanillepudding mit frischen Himbeeren

⅛ l Milch, 3,5% Fett
10 g Weizenstärke
Mark von ¼ Vanilleschote
etw. Zitronenschale
1 PR Salz
10 g (2 TL) Zucker
50 g Himbeeren, frisch

Stärke mit etw. kalter Milch anrühren, restliche Milch mit Vanillemark, Zitronenschale und Salz aufkochen, Zucker einstreuen und vom Herd nehmen. Stärke gut einrühren und kurz aufpuffen lassen. Pudding in kalt ausgespültes Förmchen füllen und nach dem Erkalten stürzen. Mit Himbeeren garnieren.

Nährwerte: **13 mg Harnsäure**, 4,9 g Eiweiß, 5 g Fett, 27 g Kohlenhydrate,
(1 Person)   2,3 g Ballaststoffe, 172 kcal / 720 KJ

Nr. 93   Griechischer Salat

50 g Salatgurke
100 g Tomaten
50 g Paprikaschote, grün
30 g Zwiebeln
30 g Oliven, schwarz
80 g Schafskäse, 40% F. i. Tr.
z. Marinade:
10 g (1 EL) Öl
2 EL Essig
Salz
Pfeffer, frisch gemahlen

Salatgurke längs halbieren, mit Löffel entkernen, in ½ cm dicke Scheiben schneiden.
Tomaten waschen, den Stielansatz keilförmig herausschneiden und achteln.
Paprikaschote halbieren, putzen, waschen, das Innere entfernen, in feine Streifen sowie Zwiebeln in Ringe schneiden.
Schafskäse würfeln und Oliven entkernen.
Salatmarinade herstellen, über die Zutaten gießen und mischen, durchziehen lassen, nochmals abschmekken.

Nährwerte: **56 mg Harnsäure**, 16 g Eiweiß, 28 g Fett, 22 g Kohlenhydrate,
(1 Person)   5,5 g Ballaststoffe, 366 kcal / 1536 KJ

Frühstück

Kaffee oder Tee
30 g (2 EL) Kondensmilch,
7,5% Fett
evtl. mit Zucker
80 g Roggenvollkornbrot
10 g (1 EL) Butter
30 g Schmelzkäse, 45% F. i. Tr.
50 g Salatgurke in Scheiben
20 g (1 EL) Aprikosenmarmelade

Nährwerte: **49 mg Harnsäure,** 12,6 g Eiweiß, 19 g Fett, 45 g Kohlen-
(1 Person)   hydrate, 6,4 g Ballaststoffe, 412 kcal / 1720 KJ

Zwischenmahlzeit

100 g Banane

Nährwerte: **25 mg Harnsäure,** 1,1 g Eiweiß, 0 Fett, 19 g Kohlenhydrate,
(1 Person)   2 g Ballaststoffe, 81 kcal / 341 KJ

Mittagessen

Spinatcremesuppe   Rezept Nr. 94
Pfannkuchen mit Quarkfülle   Rezept Nr. 95
Aprikosenkompott   Rezept Nr. 96

Nährwerte: **85 mg Harnsäure,** 37,7 g Eiweiß, 30 g Fett, 99 g Kohlen-
(1 Person)   hydrate, 4,9 g Ballaststoffe, 843 kcal / 3526 KJ

Zwischenmahlzeit

200 ml Apfelsaft

Nährwerte: **16 mg Harnsäure**, 0,1 g Eiweiß, 0 Fett, 24 g Kohlenhydrate,
(1 Person)   0 Ballaststoffe, 96 kcal / 400 KJ

Abendessen

Geröstete Grießsuppe   Rezept Nr. 97
Salatplatte mit Käsestreifen   Rezept Nr. 98
40 g Roggenvollkornbrot
25 g (1 Sch) Toastbrot
10 g (1 EL) Margarine

Nährwerte: **84 mg Harnsäure**, 22,1 g Eiweiß, 45 g Fett, 41 g Kohlen-
(1 Person)   hydrate, 8,5 g Ballaststoffe, 678 kcal / 2834 KJ

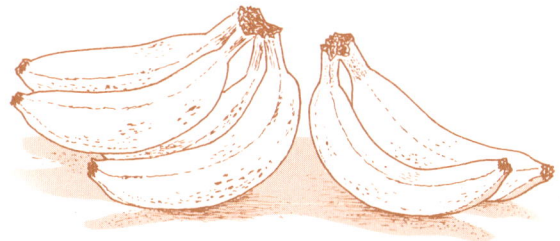

Gesamtnährwerte: **259 mg Harnsäure**, 73,6 g Eiweiß, 94 g Fett, 228 g
(1 Person pro Tag)   Kohlenhydrate, 21,8 g Ballaststoffe, 2110 kcal /
8821 KJ

Nr. 94   Spinatcremesuppe

5 g (1 TL) Zwiebeln	Zwiebeln in Butter andünsten, Mehl
10 g (1 EL) Butter	zugeben, lichtgelb rösten.
10 g (1 EL) Mehl	Kalte Flüssigkeit nach und nach
150 g Wasser	unter ständigem Rühren dazu-
⅛ l Milch, 1,5% Fett	geben.
60 g Spinatpüree, tiefgekühlt,	Spinat hinzufügen und so lange leise
natur,	kochen, bis der Spinat aufgetaut
Salz	und erhitzt ist.
1 MS Muskat, frisch gerieben	Mit Salz und Muskat abschmecken.

Nährwerte: **35 mg Harnsäure,** 6,9 g Eiweiß, 11 g Fett, 14 g Kohlen-
(1 Person)   hydrate, 0,5 g Ballaststoffe, 184 kcal / 768 KJ

Nr. 95   Pfannkuchen mit Quarkfülle

Teig:	Mehl mit etw. Milch und dem Ei
40 g Mehl	glattrühren, die restliche Milch ein-
100 g Milch, 1,5% Fett*	rühren.
30 g (½) Ei	Öl in der beschichteten Pfanne er-
z. Ausbacken:	hitzen. Teig darin verteilen, gold-
10 g (1 EL) Öl	gelb auf beiden Seiten backen.
Quarkfülle:	Ei und Zucker schaumig rühren,
30 g (½) Ei	Zitronenschale dazureiben. Speise-
15 g (1 EL) Zucker	quark, Milch, Rosinen zugeben und
Zitronenschale	gut vermischen.
100 g Speisequark, Magerstufe	Pfannkuchen mit der Quarkmasse
15 g (1 EL) Milch*	bestreichen, aufrollen, halbieren.
10 g Rosinen	In eine Auflaufform legen und im
	Rohr kurz überbacken.

Nährwerte: **20 mg Harnsäure,** 29,6 g Eiweiß, 19 g Fett, 61 g Kohlen-
(1 Person)   hydrate, 1,4 g Ballaststoffe, 555 kcal / 2319 KJ

Nr. 96   Aprikosenkompott

150 g Aprikosen *10 g (2 TL) Zucker* *¹/₈ l Wasser*	Aprikosen entsteinen, in das kochende Wasser geben und weich dünsten. Mit Zucker abschmecken.

Nährwerte: **30 mg Harnsäure**, 1,3 g Eiweiß, 0 Fett, 25 g Kohlenhydrate,
(1 Person)   3,1 g Ballaststoffe, 106 kcal / 446 KJ

Nr. 97   Geröstete Grießsuppe

15 g (1 EL) Grieß *10 g (1 EL) Öl* *300 g Gemüsebrühe* *Salz*	Grieß im erhitzten Öl gleichmäßig goldgelb rösten. Mit Gemüsebrühe aufgießen. Bei mäßiger Hitze ca. 10 Min. kochen lassen. Mit Salz abschmecken.

Nährwerte: **12 mg Harnsäure**, 1,5 g Eiweiß, 10 g Fett, 10 g Kohlen-
(1 Person)   hydrate, 0,8 g Ballaststoffe, 140 kcal / 587 KJ

Nr. 98   Salatplatte mit Käsestreifen

100 g Tomaten *100 g Rettich* *50 g Feldsalat* *50 g Goudakäse alt, in Streifen,* *45% F. i. Tr.* *Essig-Öl-Marinade:* *10 g (1 EL) Zwiebeln, fein gehackt* *2 EL Essig* *3 EL Mineralwasser* *10 g (1 EL) Öl* *Salz, Pfeffer*	Tomaten waschen, den Stielansatz keilförmig herausschneiden und in Scheiben auf eine Platte legen. Ret- tich waschen, dünn schälen und fein hobeln. Feldsalat mehrmals gründ- lich waschen. Salatmarinade her- stellen. Einen kleinen Teil davon über die Tomaten geben. Mit der üb- rigen Marinade Rettich und Feldsa- lat gut mischen, auf der Platte mit anrichten, mit Käsestreifen garnie- ren.

Nährwerte: **42 mg Harnsäure**, 15,8 g Eiweiß, 25 g Fett, 5 g Kohlen-
(1 Person)   hydrate, 4,1 g Ballaststoffe, 320 kcal / 1338 KJ

Frühstück

Kaffee oder Tee
30 g (2 EL) Kondensmilch,
7,5% Fett
evtl. mit Zucker
20 g (5 geh. EL) Mais Frühstücks-
flocken (Cornflakes)
1/8 l Milch, 1,5% Fett
10 g (2 TL) Zucker
50 g (1) Brötchen
10 g (1 EL) Butter
20 g (1 EL) Aprikosenkonfitüre

Nährwerte: **36 mg Harnsäure**, 12,3 g Eiweiß, 14 g Fett, 72 g Kohlen-
(1 Person) hydrate, 2,5 g Ballaststoffe, 472 kcal / 1971 KJ

Zwischenmahlzeit

200 g Zuckermelone

Nährwerte: **50 mg Harnsäure**, 1,8 g Eiweiß, 0 Fett, 25 g Kohlenhydrate,
(1 Person) 2 g Ballaststoffe, 108 kcal / 452 KJ

Mittagessen

Indische Reisküchlein	Rezept Nr. 99
Tomaten Paprikasoße	Rezept Nr. 100
Kopfsalat	Rezept Nr. 101

Nährwerte: **79 mg Harnsäure**, 33,1 g Eiweiß, 48 g Fett, 76 g Kohlenhydra-
(1 Person) te, 2,8 g Ballaststoffe, 894 kcal / 3743 KJ

Zwischenmahlzeit

Eiweißcocktail   Rezept Nr. 102

Nährwerte: **0 Harnsäure**, 12,3 g Eiweiß, 5 g Fett, 33 g Kohlenhydrate,
(1 Person)   0 Ballaststoffe, 230 kcal / 959 KJ

Abendessen

Gemüsesuppe »Schwäbische Art«   Rezept Nr. 103
75 g Weizenmischbrot
Hirse-Sauerkirschspeise   Rezept Nr. 104

Nährwerte: **114 mg Harnsäure**, 17,5 g Eiweiß, 22 g Fett, 87 g Kohlen-
(1 Person)   hydrate, 7 g Ballaststoffe, 631 kcal / 2645 KJ

Gesamtnährwerte: **278 mg Harnsäure**, 77 g Eiweiß, 89 g Fett, 293 g
(1 Person pro Tag)   Kohlenhydrate, 14,3 g Ballaststoffe, 2335 kcal /
9770 KJ

Nr. 99   Indische Reisküchlein

100 g Reis, gekocht
65 g Mehl
60 g (1) Ei, getrennt
ca. 1/8 l Wasser
Salz, Pfeffer, Curry
50 g Emmentaler, 45% F. i.. Tr.,
klein gewürfelt
z. Ausbraten:
15 g (1 1/2 EL) Öl

Reis in reichlich kochendem Salzwasser weich kochen, abtropfen lassen.
Mit Mehl, Eigelb und Flüssigkeit dicken Pfannkuchenteig herstellen. Den gekochten Reis unterrühren. Pikant abschmecken. Käse dazugeben und steif geschlagenen Eischnee unterziehen.
Öl in der beschichteten Pfanne erhitzen. Die Teigmasse eßlöffelweise hineingeben, Küchlein formen und auf beiden Seiten goldbraun braten.

Nährwerte: **59 mg Harnsäure**, 31,1 g Eiweiß, 37 g Fett, 68 g Kohlen-
(1 Person)   hydrate, 1,4 g Ballaststoffe, 757 kcal / 3167 KJ

Nr. 101   Kopfsalat

50 g Kopfsalat
z. Marinade:
1 EL Kräuteressig
1–2 EL Mineralwasser
5 g (1 TL) Öl
1 PR Zucker
Salz, Pfeffer
3 g (1 TL) Schnittlauch

Den vorbereiteten Salat waschen und abtropfen lassen. Salatmarinade herstellen und über den Salat geben, mischen.

Nährwerte: **< 5 mg Harnsäure**, 0,7 g Eiweiß, 5 g Fett, 0 Kohlenhydrate,
(1 Person)   0,8 g Ballaststoffe, 53 kcal / 221 KJ

Nr. 100 Tomaten-Paprikasoße

5 g (1 TL) Öl *10 g (2 TL) Zwiebeln* *8 g (1 knapper EL) Mehl* *150 g Gemüsebrühe* *15 g (1 EL) Tomatenmark* *1 PR Zucker* *1 PR Paprikapulver* *Salz*	Sehr fein geschnittene Zwiebeln in Öl glasig dünsten, Mehl zugeben, leicht rösten. Nach und nach die kalte Flüssigkeit sowie das Tomatenmark einrühren und zum Kochen bringen, 10 bis 15 Min. köcheln, abschmecken.

Nährwerte: **14 mg Harnsäure**, 1,3 g Eiweiß, 5 g Fett, 8 g Kohlenhydrate,
(1 Person) 0,6 g Ballaststoffe, 85 kcal / 355 KJ

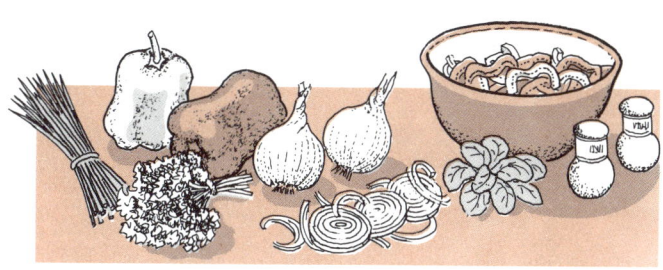

Nr. 102 Eiweißcocktail

200 g Milch, 1,5% Fett *30 g (1 geh. EL) Speisequark,* *Magerstufe* *40 g (2 EL) Joghurt natur,* *3,5% Fett* *20 g (4 TL) Zucker*	Alle Zutaten in einen Mixer geben und gut miteinander vermischen.

Nährwerte: **0 Harnsäure**, 12,3 g Eiweiß, 5 g Fett, 33 g Kohlenhydrate,
(1 Person) 0 Ballaststoffe, 230 kcal / 959 KJ

Nr. 103 Gemüsesuppe »Schwäbische Art«

5 g (1 TL) Zwiebeln	Gehackte Zwiebeln und Karotten-
10 g Karottenjulienne	julienne in Öl leicht andünsten,
5 g (1 TL) Öl	Erbsen und 3 EL Brühe dazugeben,
10 g Erbsen, tiefgekühlt	weich garen.
300 g Gemüsebrühe	Spätzle in der übrigen Flüssigkeit
45 g Spätzle, gekocht	erwärmen, das Gemüse dazugeben,
Salz	abschmecken, mit Petersilie be-
3 g (1 EL) Petersilie, fein gehackt	streuen.

Nährwerte: **29 g Harnsäure**, 2,8 g Eiweiß, 6 g Fett, 10 g Kohlenhydrate,
(1 Person)   1,3 g Ballaststoffe, 112 kcal / 469 KJ

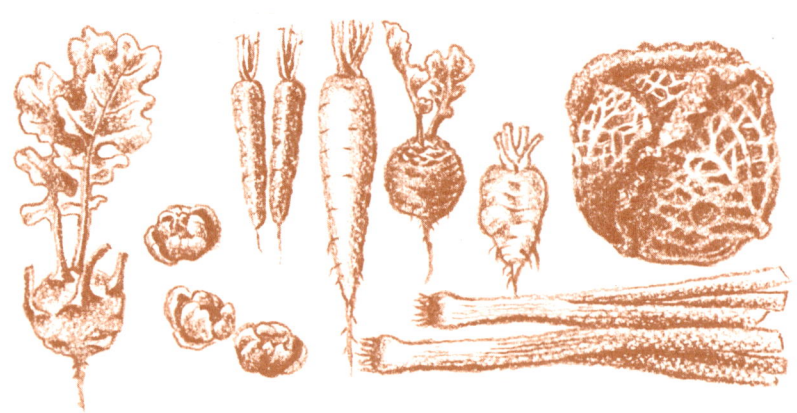

Nr. 104 Hirse-Sauerkirschspeise

40 g Speisehirse, ungemahlen
150 g Wasser
15 g (1 EL) Sahne, 30% Fett
10 g (2 TL) Zucker
1 PR Salz
1 MS Zimt, gemahlen
15 g (1 EL) Sahne, geschlagen,
30% Fett
30 g (½) Ei, getrennt
100 g Sauerkischen, frisch oder Ds.

Hirse waschen, in die kalte Flüssigkeit einstreuen, aufkochen lassen; ca. 10 Min. köcheln. Sahne dazugeben, mit Salz, Zucker und Zimt abschmecken, abkühlen. Eigelb, steif geschlagenen Eischnee sowie Sahne unterheben. Die abgetropften Sauerkirschen unterziehen.

Nährwerte: **51 mg Harnsäure,** 9,7 g Eiweiß, 15 g Fett, 46 g Kohlen-
(1 Person) hydrate, 2,6 g Ballaststoffe, 364 kcal / 1526 KJ

Frühstück

Kaffee oder Tee
30 g (2 EL) Kondensmilch,
7,5% Fett
evtl. mit Zucker
50 g Weißbrot
20 g (2 Sch) Roggenvollkorn-
knäckebrot
10 g (1 EL) Butter
60 g (1) Ei
20 g (1 EL) Erdbeermarmelade

Nährwerte: **47 mg Harnsäure,** 16 g Eiweiß, 18 g Fett, 52 g Kohlenhydrate,
(1 Person) 4,6 g Ballaststoffe, 452 kcal / 1890 KJ

Zwischenmahlzeit

Himbeermilchspeise   Rezept Nr. 105

Nährwerte: **22 mg Harnsäure,** 6 g Eiweiß, 2 g Fett, 33 g Kohlenhydrate,
(1 Person) 4,1 g Ballaststoffe, 181 kcal / 757 KJ

Mittagessen

Kartoffelcremesuppe   Rezept Nr. 106
Käsenockerl   Rezept Nr. 107
Gedünsteter Fenchel   Rezept Nr. 108

Nährwerte: **72 mg Harnsäure,** 20,9 g Eiweiß, 41 g Fett, 45 g Kohlen-
(1 Person) hydrate, 11 g Ballaststoffe, 654 kcal / 2733 KJ

Zwischenmahlzeit

250 g (1 Becher) Dickmilch,
3,5% Fett
15 g (1 EL) Zucker

Nährwerte: **0 Harnsäure**, 8,2 g Eiweiß, 9 g Fett, 25 g Kohlenhydrate,
(1 Person)   0 Ballaststoffe, 222 kcal / 933 KJ

Abendessen

Dänischer Nudelsalat   Rezept Nr. 109
80 g Weizenvollkornbrot
10 g (1 EL) Margarine

Nährwerte: **102 mg Harsäure**, 17,7 g Eiweiß, 22 g Fett, 84 g Kohlen-
(1 Person)   hydrate, 9,3 g Ballaststoffe, 619 kcal / 2588 KJ

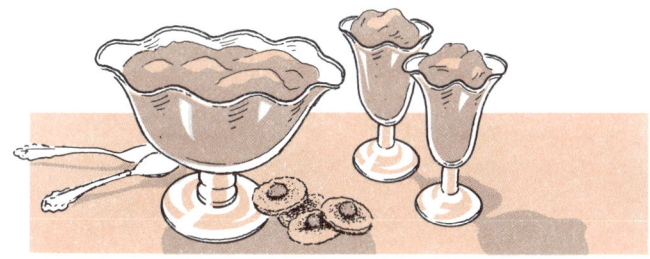

Gesamtnährwerte: **243 mg Harsäure**, 68,8 g Eiweiß, 92 g Fett, 239 g
(1 Person pro Tag)   Kohlenhydrate, 29 g Ballaststoffe, 2128 kcal /
8901 KJ

Nr. 105 Himbeermilchspeise

80 g Himbeeren 15 g (1 EL) Zucker 10 g (2 ½ geh. EL) Mais Früh- stücksflocken (Cornflakes) ⅛ l Milch, 1,5% Fett	Vorbereitete Himbeeren mit Zucker und Flocken in eine Schüssel geben und Milch darübergießen.

Nährwerte: **22 mg Harnsäure,** 6 g Eiweiß, 2 g Fett, 33 g Kohlenhydrate,
(1 Person)   4,1 g Ballaststoffe, 181 kcal / 757 KJ

Nr. 106 Kartoffelcremesuppe

60 g Kartoffeln 10 g Karotten 10 g Knollensellerie 10 g Lauch 10 g Petersilienwurzel 5 g (1 TL) Öl ca. 250 g Gemüsebrühe Salz 10 g (1 EL) Zwiebeln 5 g (1 TL) Öl	Kartoffeln und Gemüse waschen, putzen, schälen, kleine Stücke schneiden und in Öl anrösten. Mit Gemüsebrühe aufgießen und weich kochen. Suppe passieren, abschmecken. Kleingehackte Zwiebeln in Öl goldgelb rösten und auf die Suppe geben.

Nährwerte: **20 mg Harnsäure,** 2,1 g Eiweiß, 10 g Fett, 11 g Kohlen-
(1 Person)   hydrate, 3,1 g Ballaststoffe, 147 kcal / 615 KJ

Nr. 108 Gedünsteter Fenchel

200 g Fenchel 10 g (1 EL) Butter 20 g Zwiebelringe Salz 3 g (½ TL) Zitronensaft 80 g (5 EL) Gemüsebrühe 8 g (½ EL) Sahne, 30% Fett 5 g (1 TL) Tomatenmark 2 g (1 TL) Petersilie, gehackt	Stengel von der Fenchelknolle ent- fernen, waschen, achteln. Zwiebelringe in Fett andünsten, Fenchel zugeben, salzen. Mit Zitro- nensaft und Flüssigkeit aufgießen. Bei mäßiger Hitze ca. 25 Min. garen. Sahne, Tomatenmark und Petersilie einrühren. Kurz durchziehen las- sen, abschmecken.

Nährwerte: **39 mg Harnsäure,** 5,6 g Eiweiß, 12 g Fett, 18 g Kohlen-
(1 Person)   hydrate, 7,4 g Ballaststoffe, 208 kcal / 867 KJ

Nr. 107 Käsenockerl

10 g (1 EL) Butter
35 g Wasser
20 g (2 EL) Mehl
25 g Emmentalerkäse,
gerieben, 45% F. i. Tr.
30 g (½) Ei
Salz, Pfeffer
1 PR Muskatnuß, frisch gerieben

Butter mit Flüssigkeit zum Kochen bringen, Mehl auf einmal einstreuen und so lange rühren, bis sich ein Teigkloß bildet. Sobald er sich vom Topf löst, von der Kochstelle nehmen. Nach und nach Emmentalerkäse und Ei unterrühren, abschmecken, erkalten lassen. Mit einem Eßlöffel Nockerl formen, in kochendes Salzwasser einlegen, ca. 8 Min. ziehen lassen.

Nährwerte: **13 mg Harnsäure**, 13,2 g Eiweiß, 19 g Fett, 15 g Kohlen-
(1 Person) hydrate, 0,4 g Ballaststoffe, 298 kcal / 1246 KJ

Nr. 109 Dänischer Nudelsalat

70 g Spaghetti
50 g Paprikaschote, rot
50 g Salatgurke
z. Marinade:
12 g (1 EL) Mayonnaise
30 g (1½ EL) Joghurt, 3,5% Fett
1–2 EL Essig
3 g (1 EL) Petersilie, fein gehackt
Salz
Pfeffer, frisch gemahlen

Spaghetti 3 × brechen, in Salzwasser kochen, kalt abschwenken, abtropfen. Das vorbereitete Gemüse klein würfeln. Marinade herstellen und die Zutaten damit mischen. Abschmecken und durchziehen lassen.

Nährwerte: **54 mg Harnsäure**, 11,7 g Eiweiß, 13 g Fett, 52 g Kohlen-
(1 Person) hydrate, 4 g Ballaststoffe, 380 kcal / 1590 KJ

Frühstück

Kaffee oder Tee
30 g (2 EL) Kondensmilch,
7,5% Fett
evtl. mit Zucker
100 g Roggenvollkornbrot
10 g (1 EL) Butter
80 g körniger Frischkäse mit
3 g (1 TL) Schnittlauch
20 g (1 EL) Pflaumenkonfitüre

Nährwerte: **51 mg Harnsäure**, 19,3 g Eiweiß, 15 g Fett, 54 g Kohlen-
(1 Person)   hydrate, 7,5 g Ballaststoffe, 441 kcal / 1844 KJ

Zwischenmahlzeit

Bananenmüsli   Rezept Nr. 110

Nährwerte: **35 mg Harnsäure**, 2,6 g Eiweiß, 0 Fett, 37 g Kohlenhydrate,
(1 Person)   1,7 g Ballaststoffe, 167 kcal / 700 KJ

Mittagessen

Gurken-Tomaten-Apfelrohkost   Rezept Nr. 111
Gemüse überbacken   Rezept Nr. 112
Petersilienkartoffeln   Rezept Nr. 113

Nährwerte: **102 mg Harnsäure**, 21,6 g Eiweiß, 27 g Fett, 62 g Kohlen-
(1 Person)   hydrate, 12 g Ballaststoffe, 590 kcal / 2472 KJ

Zwischenmahlzeit

250 g (1 Becher) Kefir, 1,5% Fett
20 g (1 EL) Honig

Nährwerte: **0 Harnsäure**, 8,6 g Eiweiß, 4 g Fett, 25 g Kohlenhydrate,
(1 Person)   0 Ballaststoffe, 180 kcal / 750 KJ

Abendessen

Rollgerstensuppe   Rezept Nr. 114
Eiersalat   Rezept Nr. 115
75 g Toastbrot

Nährwerte: **73 mg Harnsäure**, 24,6 g Eiweiß, 37 g Fett, 52 g Kohlen-
(1 Person)   hydrate, 6,6 g Ballaststoffe, 668 kcal / 2797 KJ

Gesamtnährwerte: **261 mg Harnsäure**, 76,7 g Eiweiß, 83 g Fett, 230 g
(1 Person pro Tag)   Kohlenhydrate, 27,8 g Ballaststoffe, 2046 kcal /
8563 KJ

Nr. 110 Bananenmüsli

50 g Banane
5 g (1 TL) Zitronensaft
10 g (2 geh. EL) Haferflocken
100 g Apfelsinensaft, frisch gepreßt
10 g (2 TL) Zucker

Banane schälen, mit dem Messer kleinhacken, mit Zitronensaft beträufeln. Haferflocken dazugeben. Saft über die Zutaten gießen und vermischen. Mit Zucker abschmecken.

Nährwerte: **35 mg Harnsäure**, 2,6 g Eiweiß, 0 Fett, 37 g Kohlenhydrate,
(1 Person)   1,7 g Ballaststoffe, 167 kcal / 700 KJ

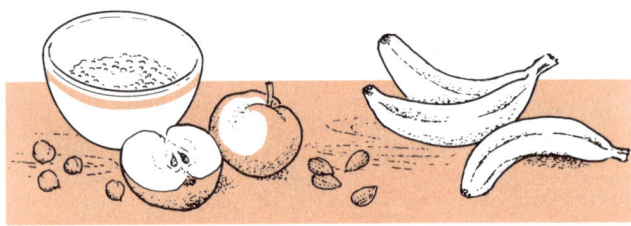

Nr. 111 Gurken-Tomaten-Apfelrohkost

50 g Salatgurke
25 g Tomate
25 g Apfel
z. Marinade:
5 g (1 TL) Öl
5 g (1 TL) Zitronensaft
3 g (½ TL) Zucker
10 g (1 großes) Salatblatt

Gurke schälen, grob raffeln, Apfel mit Schale grob raffeln, Tomate würfeln, alles zusammen mischen. Mit Öl, Zitronensaft und Zucker anmachen. Auf Salatblatt anrichten.

Nährwerte: **11 mg Harnsäure**, 0,8 g Eiweiß, 5 g Fett, 8 g Kohlenhydrate,
(1 Person)   1,6 g Ballaststoffe, 85 kcal / 355 KJ

Nr. 112 Gemüse überbacken

50 g Karotten	Das vorbereitete Gemüse in kleine
50 g Tomaten	Würfel, Lauch in feine Streifen
30 g Lauch	schneiden. Blumenkohl in kleine
50 g Blumenkohl	Röschen teilen. In wenig Gemüse-
etw. Gemüsebrühe	brühe nicht ganz weich dünsten.
Salz	Flüssigkeit abgießen und mit zur
z. Soße:	Soße verwenden. Gemüse in die
20 g (2 EL) Mehl	gefettete Auflaufform legen.
10 g (1 EL) Öl	Mehl in Öl lichtgelb rösten, mit Ge-
ca. ⅛ l Gemüsebrühe	müsebrühe und Milch aufgießen, ca.
30 g (2 EL) Milch, 3,5% Fett	5 Min. köcheln. Mit Eigelb legieren,
1 Ei, getrennt	Käse und Muskat unterrühren, ab-
10 g (2 EL) Emmentalerkäse,	schmecken, steifen Eischnee unter-
gerieben, 45% F. i. Tr.	ziehen. Das Gemüse mit der Soße
Salz	überziehen und bei Mittelhitze ca.
1 PR Muskatnuß, frisch gerieben	20 Minuten überbacken.

Nährwerte: **60 mg Harnsäure**, 16,6 g Eiweiß, 21 g Fett, 23 g Kohlen-
(1 Person) hydrate, 5,2 g Ballaststoffe, 364 kcal / 1521 KJ

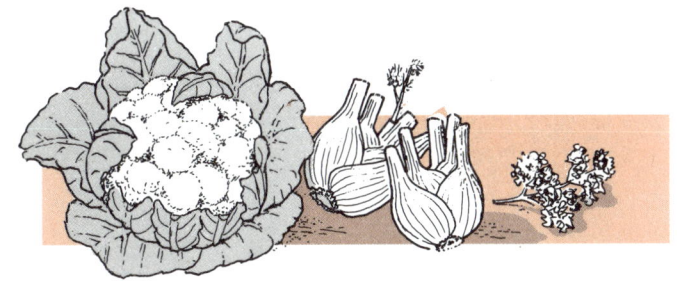

Nr. 113 Petersilienkartoffeln

200 g Kartoffeln, geschält *etw. Salz* *3 g (1 EL) Petersilie, gehackt*	Die geschälten Kartoffeln in Salzwasser gar kochen und vor dem Anrichten mit frischer Petersilie bestreuen.

Nährwerte: **31 mg Harnsäure**, 4,2 g Eiweiß, 0 Fett, 31 g Kohlenhydrate,
(1 Person)   5,1 g Ballaststoffe, 142 kcal / 596 KJ

Nr. 114 Rollgerstensuppe

10 g (1 EL) Öl *10 g (1 EL) Zwiebeln* *20 g Gerstengraupen (Rollgerste)* *ca. 400 g Gemüsebrühe* *Salz* *2 g (½ TL) Schnittlauch*	Öl erhitzen, die klein geschnittenen Zwiebeln und die gewaschene Rollgerste darin andünsten. Mit Gemüsebrühe aufgießen, salzen und bei mäßiger Hitze ca. 45 Min. gar kochen lassen. Abschmecken und mit Schnittlauch anrichten.

Nährwerte: **23 mg Harnsäure**, 2,3 g Eiweiß, 10 g Fett, 13 g Kohlen-
(1 Person)   hydrate, 2,5 g Ballaststoffe, 159 kcal / 663 KJ

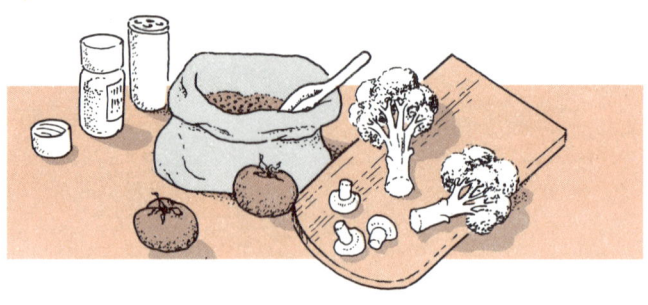

Nr. 115 Eiersalat

50 g Kopfsalat	Den vorbereiteten Kopfsalat auf
120 g (2) Eier	einen Teller legen. Die Eier hart
z. Marinade:	kochen, abschrecken, pellen, in
1 EL Kräuteressig	Scheiben schneiden, auf den Kopfsa-
2 EL Mineralwasser	lat geben.
10 g (1 EL) Öl	Marinade herstellen, Zwiebeln und
etw. Senf, Salz und Pfeffer	Paprikaschote fein würfeln und un-
5 g (1 EL) Schnittlauch	termischen, abschmecken, gleich-
10 g (1 EL) Zwiebeln	mäßig über die Eier verteilen.
30 g Paprikaschote, rot	

Nährwerte: **20 mg Harnsäure**, 16,8 g Eiweiß, 24 g Fett, 3 g Kohlen-
(1 Person)   hydrate, 1,8 g Ballaststoffe, 309 kcal / 1296 KJ

Frühstück

Kaffee oder Tee
30 g (2 EL) Kondensmilch,
7,5% Fett
evtl. mit Zucker
50 g (1) Brötchen
20 g (2 Sch) Roggenvollkorn-
knäckebrot
20 g (2 EL) Butter
30 g Emmentalerkäse, 45% F. i. Tr.
20 g (1 EL) Honig

Nährwerte: **47 mg Harnsäure**, 17,3 g Eiweiß, 29 g Fett, 56 g Kohlen-
(1 Person)   hydrate, 4,5 g Ballaststoffe, 571 kcal / 2387 KJ

Zwischenmahlzeit

150 g Aprikosen

Nährwerte: **30 mg Harnsäure**, 1,3 g Eiweiß, 0 Fett, 15 g Kohlenhydrate,
(1 Person)   3,1 g Ballaststoffe, 66 kcal / 279 KJ

Mittagessen

Frühlingssuppe	Rezept Nr. 116
Römische Paprikaeier	Rezept Nr. 117
Kräuterreis	Rezept Nr. 118
Chinakohlsalat	Rezept Nr. 34

Nährwerte: **110 mg Harnsäure**, 26,4 g Eiweiß, 36 g Fett, 53 g Kohlen-
(1 Person)   hydrate, 7,6 g Ballaststoffe, 664 kcal / 2780 KJ

Zwischenmahlzeit

Pfirsichmilch   Rezept Nr. 120

Nährwerte: **18 mg Harnsäure**, 4,1 g Eiweiß, 2 g Fett, 19 g Kohlenhydrate,
(1 Person)   0,8 g Ballaststoffe, 110 kcal / 456 KJ

Abendessen

150 ml Tomatensaft
Apfelstrudel   Rezept Nr. 121
Vanillesoße   Rezept Nr. 122

Nährwerte: **60 mg Harnsäure**, 12,3 g Eiweiß, 28 g Fett, 125 g Kohlen-
(1 Person)   hydrate, 6,5 g Ballaststoffe, 813 kcal / 3398 KJ

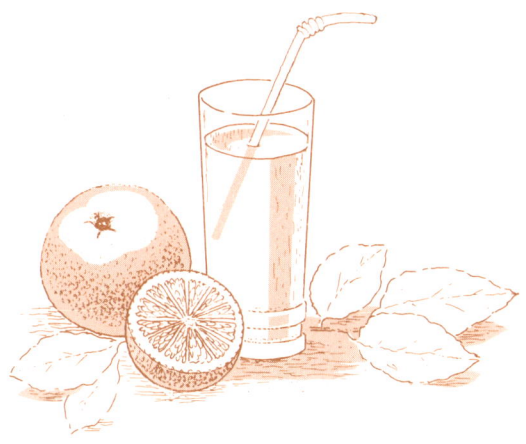

Gesamtnährwerte: **263 mg Harnsäure**, 61,4 g Eiweiß, 95 g Fett, 268 g
(1 Person pro Tag)   Kohlenhydrate, 22,5 g Ballaststoffe, 2224 kcal /
9300 KJ

Nr. 116 Frühlingssuppe

20 g Karotten	Das gewaschene, geputzte Gemüse
10 g Knollensellerie	in kleine Würfel schneiden, Blumen-
20 g Blumenkohl	kohl in kleine Röschen teilen. In Öl
15 g Lauch	andünsten, mit Flüssigkeit auffül-
5 g (1 TL) Öl	len, salzen, gar kochen, abschmek-
etw. Salz	ken, mit Petersilie anrichten.
¼ l Flüssigkeit	
2 g (½ EL) Petersilie, fein gehackt	

Nährwerte: **22 mg Harnsäure**, 1,3 g Eiweiß, 5 g Fett, 3 g Kohlenhydrate,
(1 Person)   2,1 g Ballaststoffe, 63 kcal / 265 KJ

Nr. 117 Römische Paprikaeier

200 g grüne Paprikaschoten	Kernhaus und Stiel von den Paprika-
120 g (2) Eier	schoten entfernen, innen mit Toma-
15 g (1 EL) Tomatenketchup	tenketchup bestreichen. Eier roh in
10 g (1 EL) Emmentalerkäse,	die Schoten schlagen, mit Käse be-
45% F. i. Tr., gerieben	streuen, mit Butter und abge-
5 g (1 TL) Butter	schmeckter Gemüsebrühe gar dün-
etw. Gemüsebrühe	sten.

Nährwerte: **36 mg Harnsäure**, 21 g Eiweiß, 21 g Fett, 11 g Kohlenhydrate,
(1 Person)   3,9 g Ballaststoffe, 335 kcal / 1403 KJ

Nr. 118 Kräuterreis

50 g Reis	Reis und Flüssigkeit in Topf geben,
100 g Flüssigkeit	beides zusammen einige Minuten
etw. Salz	quellen lassen, Salz zugeben, kurz
5 g (1 TL) Butter	aufkochen. Bei schwacher Hitze zu-
2 g (½ EL) Petersilie, fein gehackt	gedeckt gar quellen lassen. Butter
	und Petersilie mit Gabel untermi-
	schen.

Nährwerte: **39 mg Harnsäure**, 3,6 g Eiweiß, 4 g Fett, 39 g Kohlenhydrate,
(1 Person)   0,8 g Ballaststoffe, 215 kcal / 902 KJ

Nr. 120 Pfirsichmilch

100 g Milch, 1,5% Fett	Zutaten im Mixbecher verschlagen.
100 g Pfirsiche	Kühl servieren.
5 g (1 TL) Zucker	
etw. Vanillinzucker	
5 g (1 TL) Zitronensaft, frisch	

Nährwerte: **18 mg Harnsäure**, 4,1 g Eiweiß, 2 g Fett, 19 g Kohlenhydrate,
(1 Person)   0,8 g Ballaststoffe, 110 kcal / 456 KJ

Nr. 121 Apfelstrudel

50 g Mehl	Das Mehl auf ein Brett sieben, sal-
1 PR Salz	zen, mit Wasser und Öl zu einem
bis 2 EL Wasser	Teig verarbeiten, gut durchkneten.
5 g (1 TL) Öl	Zugedeckt etwas ruhen lassen, sehr
z. Fülle:	dünn auswellen.
15 g (1 EL) saure Sahne, 10% Fett	Mit saurer Sahne bestreichen, mit
200 g Äpfel, geschält,	Äpfeln und Sultaninen gleichmäßig
blättrig geschnitten	belegen, mit Zucker und Zimt be-
15 g Sultaninen	streuen. Locker zusammenrollen, in
30 g (2 EL) Zucker	eine gefettete Auflaufform oder
etw. Zimt, gemahlen	Bratraine (Pfanne) geben. Im Rohr
z. Bestreichen:	½ bis ¾ Std. backen.
20 g (2 EL) Butter	Mehrmals mit Butter während der
	Backzeit bestreichen.

Nährwerte: **50 mg Harnsäure**, 6,9 g Eiweiß, 26 g Fett, 101 g Kohlen-
(1 Person)   hydrate, 6,5 g Ballaststoffe, 672 kcal / 2809 KJ

Nr. 122 Vanillesoße

5 g (½ EL) Vanillepuddingpulver	Puddingpulver mit etw. kalter Milch
⅛ l Milch, 1,5% Fett	glattrühren. Die restliche Milch mit
5 g (½ Päckchen) Vanillinzucker	den übrigen Zutaten zum Kochen
10 g (1 EL) Zucker	bringen und vom Herd nehmen.
	Puddingpulver einrühren und kurz
	aufpuffen lassen.

Nährwerte: **0 Harnsäure**, 4,2 g Eiweiß, 2 g Fett, 20 g Kohlenhydrate,
(1 Person)   0 Ballaststoffe, 118 kcal / 492 KJ

Frühstück

Kaffee oder Tee
10 g (2 TL) Kondensmilch, 4% Fett
evtl. mit Süßstoff
50 g Roggenvollkornbrot
5 g (1 TL) Halbfettmargarine
30 g Edamerkäse, 30% F. i. Tr.

Nährwerte: **28 mg Harnsäure**, 12,4 g Eiweiß, 8 g Fett, 19 g Kohlen-
(1 Person)   hydrate, 3,6 g Ballaststoffe, 205 kcal / 856 KJ

Zwischenmahlzeit

150 g Apfel

Nährwerte: **23 mg Harnsäure**, 0,5 g Eiweiß, 0 Fett, 18 g Kohlenhydrate,
(1 Person)   3,4 g Ballaststoffe, 80 kcal / 330 KJ

Mittagessen

Kartoffel-Broccoliauflauf	Rezept Nr. 123
Frische Tomatensoße	Rezept Nr. 124
Kopfsalat	Rezept Nr. 101 b

Nährwerte: **98 mg Harnsäure**, 20,2 g Eiweiß, 16 g Fett, 32 g Kohlen-
(1 Person)   hydrate, 9,8 g Ballaststoffe, 361 kcal / 1514 KJ

Zwischenmahlzeit

150 g Aprikosen

Nährwerte: **30 mg Harnsäure**, 1,3 g Eiweiß, 0 Fett, 15 g Kohlenhydrate,
(1 Person)   3,1 g Ballaststoffe, 66 kcal / 279 KJ

Abendessen

Gebratenes Kalbshacksteak   Rezept Nr. 125
Bunter Chinakohlsalat   Rezept Nr. 149
50 g Weizenvollkornbrot

Nährwerte: **165 mg Harnsäure**, 22,5 g Eiweiß, 12 g Fett, 26 g Kohlen-
(1 Person)   hydrate, 6,8 g Ballaststoffe, 317 kcal / 1327 KJ

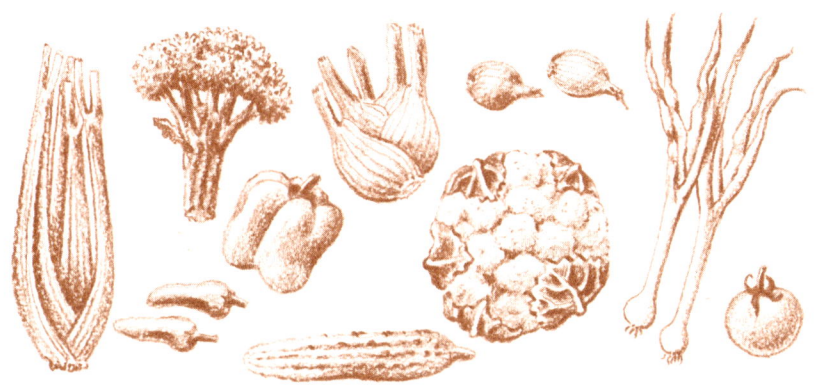

Gesamtnährwerte: **344 mg Harnsäure**, 56,9 g Eiweiß, 36 g Fett, 110 g
(1 Person pro Tag)   Kohlenhydrate, 26,7 g Ballaststoffe, 1029 kcal /
4306 KJ

Nr. 123 Kartoffel-Broccoliauflauf

150 g Kartoffeln 100 g Broccoli, frisch oder tiefgekühlt 2,5 g (½ TL) Öl 45 g (3 EL) Milch, 1,5% Fett 60 g (1) Ei Salz 10 g (2 EL) Edamerkäse, gerieben, 30% F. i. Tr.	Kartoffeln waschen, schälen, in dünne Scheiben schneiden und gar kochen. Frischen Broccoli waschen, putzen, in kleine Röschen zerteilen. Die Stengel evtl. schälen und kreuzweise einschneiden. Gemüse in etw. Salzwasser halbgar dünsten und abtropfen lassen. Auflaufform ausfetten, Kartoffeln und Broccoli abwechselnd einschichten. Ei mit Milch verquirlen und darübergießen. Mit Käse bestreuen. Im vorgeheizten Backrohr ca. 25 Min. bei Mittelhitze backen.

Nährwerte: **77 mg Harnsäure**, 18,2 g Eiweiß, 11 g Fett, 28 g Kohlen-
(1 Person)   hydrate, 6,8 g Ballaststoffe, 294 kcal / 1235 KJ

Nr. 149 Bunter Chinakohlsalat

50 g Bohnen, grün Salz 50 g Chinakohl 30 g Paprikaschote, rot z. Marinade: 10 g (1 EL) Zwiebeln, fein gehackt 2 EL Gemüsebrühe 2 EL Essig 5 g (1 TL) Öl Salz Pfeffer, frisch gemahlen 3 g (½ EL) Schnittlauch, fein geschnitten	Bohnen waschen, putzen, zerkleinern und in etw. Salzwasser dämpfen, abgießen und erkalten lassen. Chinakohl putzen, waschen, feine Streifen schneiden, das vorbereitete Paprikastück in kleine Würfel. Salatmarinade herstellen und mit den Zutaten mischen.

Nährwerte: **42 mg Harnsäure**, 2,4 g Eiweiß, 5 g Fett, 5 g Kohlenhydrate,
(1 Person)   3,3 g Ballaststoffe, 80 kcal / 336 KJ

Nr. 124 Frische Tomatensoße

2,5 g (½ TL) Öl 100 g Tomaten 5 g (1 TL) Tomatenmark 50 g (ca. 3 EL) Gemüsebrühe oder Wasser Salz Pfeffer, frisch gemahlen	Öl erhitzen, kleingeschnittene Tomaten und Tomatenmark zugeben, andünsten. Flüssigkeit zugießen und zugedeckt ca. 10 Min. köcheln lassen; dann alle Zutaten pürieren, passieren und abschmecken.

Nährwerte: **13 mg Harnsäure**, 1,1 g Eiweiß, 2 g Fett, 3 g Kohlenhydrate,
(1 Person) 1,9 g Ballaststoffe, 38 kcal / 159 KJ

Nr. 125 Gebratenes Kalbshacksteak*

60 g Kalbshackfleisch, Keule 5 g (½ EL) Zwiebeln, fein gehackt Salz etw. Zitronenschale, fein gerieben 30 g (½) Ei 2,5 g (½ TL) Öl	Fleisch mit den übrigen Zutaten gut verkneten, abschmecken, Hacksteak formen. Öl in der kunststoffbeschichteten Pfanne erhitzen und das Steak darin auf beiden Seiten je 8 Min. braten.

Nährwerte: **93 mg Harnsäure**, 16,4 g Eiweiß, 6 g Fett, 0 Kohlenhydrate,
(1 Person) 0,2 g Ballaststoffe, 134 kcal / 562 KJ

* *Tip* – für Sandwich sehr gut geeignet
– mehrere Portionen herstellen und einfrieren

Nr. 101 b Kopfsalat

50 g Kopfsalat z. Marinade: 10 g (1 EL) Zwiebeln, fein gehackt 1 EL Mineralwasser 1 EL Essig 2,5 g (½ TL) Öl Salz Pfeffer 3 g (1 EL) Petersilie, fein gehackt	Kopfsalat putzen, waschen, abtropfen lassen. Marinade herstellen und kurz vor dem Servieren mischen.

Nährwerte: **8 mg Harnsäure**, 0,9 g Eiweiß, 2 g Fett, 1 g Kohlenhydrate,
(1 Person) 1,2 g Ballaststoffe, 29 kcal / 121 KJ

Frühstück

Kaffee oder Tee
10 g (2 TL) Kondensmilch, 4% Fett
evtl. mit Süßstoff
30 g (3 Sch) Roggenvollkorn-
knäckebrot
Abgeschlagener Speisequark   Rezept Nr. 90 b
20 g (1 EL) Diätmarmelade mit
Süßstoff

Nährwerte: **36 mg Harnsäure**, 12,5 g Eiweiß, 1 g Fett, 29 g Kohlen-
(1 Person)   hydrate, 4,6 g Ballaststoffe, 181 kcal / 758 KJ

Zwischenmahlzeit

200 g Orangensaft, frisch gepreßt

Nährwerte: **24 mg Harnsäure**, 1,3 g Eiweiß, 0 Fett, 22 g Kohlenhydrate,
(1 Person)   0 Ballaststoffe, 96 kcal / 400 KJ

Mittagessen

Pußtafisch   Rezept Nr. 126
Petersilienkartoffeln   Rezept Nr. 113 b
Feldsalat   Rezept Nr. 127

Nährwerte: **186 mg Harnsäure**, 23,5 g Eiweiß, 8 g Fett, 26 g Kohlen-
(1 Person)   hydrate, 6,1 g Ballaststoffe, 282 kcal / 1182 KJ

Zwischenmahlzeit

150 g Wassermelone

Nährwerte: **30 mg Harnsäure**, 0,9 g Eiweiß, 0 Fett, 12 g Kohlenhydrate,
(1 Person) 0,4 g Ballaststoffe, 52 kcal / 220 KJ

Abendessen

Birnen-Käsetoast   Rezept Nr. 128
Chicoreesalat mit Kefir-Kressesoße   Rezept Nr. 150

Nährwerte: **90 mg Harnsäure**, 26,6 g Eiweiß, 18 g Fett, 38 g Kohlen-
(1 Person) hydrate, 4,8 g Ballaststoffe, 434 kcal / 1812 KJ

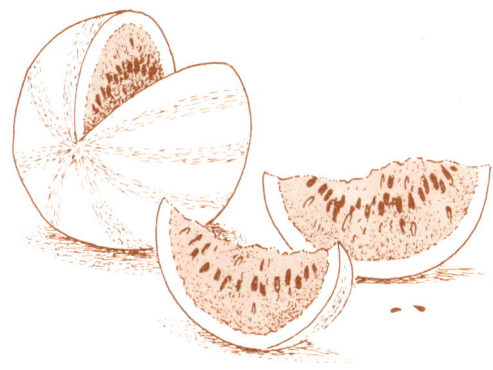

Gesamtnährwerte: **366 mg Harnsäure**, 64,8 g Eiweiß, 27 g Fett, 127 g
(1 Person pro Tag)   Kohlenhydrate, 15,9 g Ballaststoffe, 1045 kcal /
4372 KJ

Nr. 90 b Abgeschlagener Speisequark

60 g Speisequark, Magerstufe   Speisequark mit Milch gut verschla-
15 g (1 EL) Milch, 1,5% Fett   gen.

Nährwerte: **0 Harnsäure**, 8,6 g Eiweiß, 0 Fett, 3 g Kohlenhydrate,
(1 Person)   0 Ballaststoffe, 54 kcal / 226 KJ

Nr. 126 Pußtafisch

100 g Rotbarschfilet   Fisch unter fließendem Wasser wa-
5 g (1 TL) Zitronensaft, frisch   schen, trockentupfen und in große
Paprikapulver   Würfel schneiden. Mit Zitronensaft
Salz   beträufeln, mit Paprikapulver be-
z. Soße: streuen, durchziehen lassen, salzen.
15 g (1½ EL) Zwiebeln   Die Zwiebel in kleine Würfel, das
20 g Paprikaschote, grün   vorbereitete Stück Paprika in feine
20 g Champignons, frisch   Streifen, die gewaschenen, geputz-
5 g (1 TL) Tomatenmark   ten Champignons in dünne Scheiben
2,5 g (½ TL) Öl   schneiden.
ca. 50 g (3 EL) Gemüsebrühe   Zusammen mit dem Tomatenmark
Kümmel, gemahlen   in erhitztem Öl andünsten. Mit
Lorbeerblatt   Flüssigkeit aufgießen, restliche
Gewürze zugeben und ca. 5 Min.
köcheln lassen.
Fischwürfel in die Soße geben und
darin ca. 15 Min. garen.
Lorbeerblatt entfernen und
abschmecken.

Nährwerte: **149 mg Harnsäure**, 19,3 g Eiweiß, 6 g Fett, 2 g Kohlen-
(1 Person)   hydrate, 1,3 g Ballaststoffe, 148 kcal / 622 KJ

Nr. 113 b Petersilienkartoffeln

150 g Kartoffeln   Die geschälten Kartoffeln in Salz-
Salz   wasser gar kochen und vor dem
3 g (1 EL) Petersilie, fein gehackt   Anrichten mit frischer Petersilie
bestreuen.

Nährwerte: **24 mg Harnsäure**, 3,2 g Eiweiß, 0 Fett, 23 g Kohlenhydrate,
(1 Person)   3,9 g Ballaststoffe, 107 kcal / 449 KJ

Nr. 127 Feldsalat

50 g Feldsalat *z. Marinade:* *5 g (½ EL) Zwiebeln, fein gehackt* *1 EL Essig* *1 EL Mineralwasser* *2,5 g (½ TL) Öl* *Salz* *Pfeffer, frisch gemahlen*	Salat putzen und mehrmals gründ- lich waschen, abtropfen lassen. Marinade herstellen, über den Salat geben und mischen.

Nährwerte: **13 mg Harnsäure**, 1 g Eiweiß, 2 g Fett, 0 Kohlenhydrate, 0,9 g
(1 Person)   Ballaststoffe, 27 kcal / 111 KJ

Nr. 128 Birnen-Käsetoast

80 g Birnen, geschält *etw. Zitronensaft* *etw. Süßstoff* *50 g (2 Sch) Toastbrot* *5 g (1 TL) Margarine* *30 g Schinken, gekocht, mager* *30 g (2 EL) Preiselbeeren in Dose,* *ungesüßt* *50 g Edamerkäse, 2 Scheiben,* *30% F. i. Tr.*	Birne halbieren, Kerngehäuse ent- fernen. Wenig Wasser mit Zitronen- saft und Süßstoff erhitzen, darin die Frucht weich kochen; dann aus der Flüssigkeit nehmen und trocken- tupfen. Brot leicht toasten, mit Mar- garine bestreichen. Schinken, Prei- selbeeren, Birnenhälfte und zuletzt den Käse auf die Toasts legen, 10 bis 15 Min. überbacken.

Nährwerte: **80 mg Harnsäure**, 24,3 g Eiweiß, 17 g Fett, 35 g Kohlen-
(1 Person)   hydrate, 4,2 g Ballaststoffe, 405 kcal / 1693 KJ

Nr. 150 Chicoreesalat mit Kefir-Kressesoße

50 g Chicoree *z. Salatsoße:* *5 g (⅓ Kästchen) Kresse* *45 g (3 EL) Kefir, 1,5% Fett* *2,5 g (½ TL) Zitronensaft, frisch* *Salz* *weißer Pfeffer*	Chicoree putzen, bitteren Keil ent- fernen, kurz waschen, abtropfen las- sen, in dünne Streifen schneiden. Kresse knapp über den Wurzeln ab- schneiden, waschen, kleinhacken. Soße herstellen, Kresse dazugeben, mit Chicoree mischen, abschmek- ken.

Nährwerte: **10 mg Harnsäure**, 2,3 g Eiweiß, 0 Fett, 3 g Kohlenhydrate,
(1 Person)   0,7 g Ballaststoffe, 29 kcal / 120 KJ

Frühstück

Kaffee oder Tee
10 g (2 TL) Kondensmilch, 4% Fett
evtl. mit Süßstoff
50 g (1) Roggenvollkornsemmel
5 g (1 TL) Halbfettmargarine
60 g (1) Ei, weichgekocht

Nährwerte: **28 mg Harnsäure**, 12,2 g Eiweiß, 10 g Fett, 20 g Kohlen-
(1 Person)   hydrate, 3,6 g Ballasstoffe, 225 kcal / 942 KJ

Zwischenmahlzeit

Zimt-Milchmixgetränk   Rezept Nr. 129

Nährwerte: **0 Harnsäure**, 12,4 g Eiweiß, 4 g Fett, 13 g Kohlenhydrate,
(1 Person)   0 Ballaststoffe, 146 kcal / 608 KJ

Mittagessen

Gemüse-Reisgericht
mit geriebenem Käse   Rezept Nr. 130
Friseesalat   Rezept Nr. 131

Nährwerte: **147 mg Harnsäure**, 12,5 g Eiweiß, 7 g Fett, 54 g Kohlen-
(1 Person)   hydrate, 11,5 g Ballaststoffe, 339 kcal / 1417 KJ

Zwischenmahlzeit

150 g Grapefruit
evtl. mit Süßstoff

Nährwerte: **23 mg Harnsäure**, 0,9 g Eiweiß, 0 Fett, 14 g Kohlenhydrate,
(1 Person)   0,9 g Ballaststoffe, 62 kcal / 256 KJ

Abendessen

Fischsalat auf Basilikum-Tomate   Rezept Nr. 132
50 g Weizenmischbrot

Nährwerte: **157 mg Harnsäure**, 23,3 g Eiweiß, 6 g Fett, 28 g Kohlen-
(1 Person)   hydrate, 6,2 g Ballaststoffe, 273 kcal / 1142 KJ

Gesamtnährwerte: **355 mg Harnsäure**, 61,3 g Eiweiß, 27 g Fett, 129 g
(1 Person pro Tag)   Kohlenhydrate, 22,2 g Ballaststoffe, 1045 kcal /
4365 KJ

Nr. 129 Zimt-Milchmixgetränk

¼ l Milch, 1,5% Fett *30 g (1 geh. EL) Speisequark,* *Magerstufe* *½ TL Zimtpulver* *etw. Süßstoff, flüssig*	Alle Zutaten im Mixer gut verquirlen und kühl servieren.

Nährwerte: **0 Harnsäure**, 12,4 g Eiweiß, 4 g Fett, 13 g Kohlenhydrate,
(1 Person)   0 Ballaststoffe, 146 kcal / 608 KJ

Nr. 130 Gemüse-Reisgericht mit geriebenem Käse

50 g Champignons *100 g Bohnen, grün* *30 g Paprikaschote, rot* *30 g Maiskörner, Dose* *2,5 g (½ TL) Öl* *30 g Vollkornreis, (Reis natur)* *5 g (1 TL) Tomatenmark* *Salz* *Pfeffer* *300 g Gemüsebrühe* *100 g Tomaten* *3 g (1 EL) Petersilie, fein gehackt* *5 g (1 EL) Edamerkäse,* *gerieben, 30% F. i. Tr.*	Das Gemüse putzen und waschen. Champignons in feine Scheiben, Bohnen in 1 cm große Stücke und Paprika in Würfel schneiden. Öl erhitzen, die Gemüse mit Reis und Tomatenmark darin andünsten. Salzen, würzen, mit Gemüsebrühe aufgießen, erhitzen, leise köcheln. Zwischenzeitlich Tomaten häuten, halbieren, mit Löffel entkernen, hacken und nach ca. 20 Min. dazugeben, fertiggaren (ca. 5 Min.). Abschmecken und vor dem Anrichten mit Petersilie und Käse bestreuen.

Nährwerte: **139 mg Harnsäure**, 11,6 g Eiweiß, 5 g Fett, 53 g Kohlen-
(1 Person)   hydrate, 10,4 g Ballaststoffe, 310 kcal / 1298 KJ

Nr. 131 Friseesalat

50 g Friseesalat *z. Marinade: 1 EL Kräuteressig* *2 EL Wasser, 2,5 g (½ TL) Öl* *5 g (½ EL) Zwiebeln, fein gehackt* *3 g (½ EL) Schnittlauch,* *fein geschnitten* *3 g (1 EL) Petersilie, fein gehackt*	Den vorbereiteten Salat waschen und abtropfen lassen. Salatmarinade herstellen und über den Salat geben, mischen.

Nährwerte: **8 mg Harnsäure**, 0,9 g Eiweiß, 2 g Fett, 1 g Kohlenhydrate,
(1 Person)   1,1 g Ballaststoffe, 28 kcal / 119 KJ

Nr. 132 Fischsalat auf Basilikum-Tomate*

100 Kabeljaufilet	Fischfilet unter fließendem Wasser
etw. Zitronensaft, frisch	säubern, trockentupfen, mit Zitro-
Salz	nensaft beträufeln, salzen.
z. Fischsud:	Fischsud herstellen, aufkochen,
¼ l Wasser	Fisch hineingeben und ca. 8 Min.
evtl. etw. Salz	ziehen lassen. Mit Schaumlöffel her-
etw. Wurzelwerk	ausnehmen, von den Gräten lösen
1 St. Zwiebel	und in Stücke zerteilen.
Zitronenschale	Zwischenzeitlich Marinade herstel-
z. Marinade:	len, gut abschmecken, über den
5 g (1 TL) Öl	Fisch geben und vorsichtig unterhe-
etw. Senf, mittelscharf	ben, kaltstellen, durchziehen lassen.
1–2 EL Fischsud	Tomate waschen, Stielansatz keil-
etw. Zitronenschale,	förmig entfernen, in Scheiben
fein abgerieben	schneiden, ringförmig auf einen Tel-
5 g (1 TL) Zitronensaft, frisch	ler anordnen, mit Salz und Pfeffer
2 g (½ EL) Petersilie, fein gehackt	bestreuen.
3 g (½ EL) Schnittlauch,	Den Fischsalat darauf anrichten,
fein geschnitten	mit Basilikum garnieren.
Salz	
Pfeffer, frisch gemahlen	
10 g (1 EL) Zwiebeln,	
sehr fein gehackt	
200 g Fleischtomate	
Salz	
Pfeffer, frisch gemahlen	
Basilikum, frisch	

Nährwerte: **134 mg Harnsäure**, 19,9 g Eiweiß, 6 g Fett, 7 g Kohlen-
(1 Person)   hydrate, 4,1 g Ballaststoffe, 170 kcal / 708 KJ

* Tip   Zur Marinade kann auch Joghurt verwendet werden; ca. 40 g
(2 EL)

Frühstück

Kaffee oder Tee
10 g (2 TL) Kondensmilch, 4% Fett
evtl. mit Süßstoff
50 g Weizenmischbrot
30 g Putenbrust
5 g (1 TL) Halbfettmargarine

Nährwerte: **62 mg Harnsäure**, 8,9 g Eiweiß, 5 g Fett, 22 g Kohlenhydrate,
(1 Person)   2 g Ballaststoffe, 170 kcal / 713 KJ

Zwischenmahlzeit

150 g Orange

Nährwerte: **30 mg Harnsäure**, 1,5 g Eiweiß, 0 Fett, 14 g Kohlenhydrate,
(1 Person)   3,3 g Ballaststoffe, 66 kcal / 274 KJ

Mittagessen

Gefüllte Kohlrabi
mit Petersiliensoße   Rezept Nr. 133
Kartoffelpüree   Rezept Nr. 119

Nährwerte: **144 mg Harnsäure**, 23 g Eiweiß, 8 g Fett, 25 g Kohlenhydrate,
(1 Person)   5,2 g Ballaststoffe, 275 kcal / 1147 KJ

Zwischenmahlzeit

*Buttermilchgelee
mit Aprikosensoße*   Rezept Nr. 134

Nährwerte: **16 mg Harnsäure**, 6,8 g Eiweiß, 0 Fett, 13 g Kohlenhydrate,
(1 Person)   1,7 g Ballaststoffe, 89 kcal / 373 KJ

Abendessen

Käsesalat »garniert«   Rezept Nr. 135
80 g Weizenvollkornbrot

Nährwerte: **73 mg Harnsäure**, 26,2 g Eiweiß, 14 g Fett, 39 g Kohlen-
(1 Person)   hydrate, 8,6 g Ballaststoffe, 404 kcal / 1691 KJ

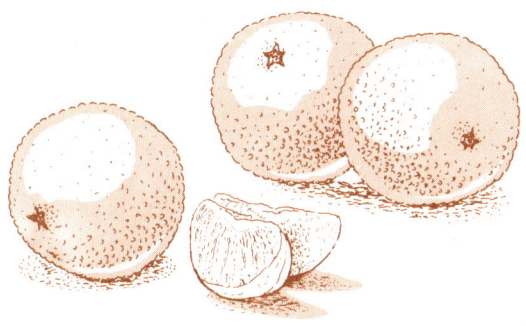

Gesamtnährwerte: **325 mg Harnsäure**, 66,4 g Eiweiß, 27 g Fett, 113 g
(1 Person pro Tag)   Kohlenhydrate, 20,8 g Ballaststoffe, 1004 kcal /
4198 KJ

Nr. 133 Gefüllte Kohlrabi mit Petersiliensoße

150 g Kohlrabi*	Kohlrabi putzen, waschen, schälen.
Salz	In wenig Wasser halbgar kochen,
z. Fleischteig:	Deckel abschneiden und aushöhlen;
60 g Rinderhack, mager	Kohlrabireste feinhacken.
10 g (1 EL) Zwiebeln,	Fleischteigzutaten und Kohlrabi-
fein geschnitten	reste vermischen, abschmecken.
30 g (½) Ei	Die ausgehöhlte Kohlrabi mit der
Salz	Masse füllen, Deckel auflegen und in
Pfeffer	der Flüssigkeit bei Mittelhitze ca.
2 g (½ EL) Petersilie, fein gehackt	40 Min. fertiggaren; mit dem
z. Soße:	Schaumlöffel herausnehmen und
ca. ⅛ l Kohlrabiwasser	warmhalten.
oder Gemüsebrühe	Flüssigkeit durch ein Sieb geben,
1 g (1 MB) pflanzliches Bindemittel	nochmals erhitzen, mit pflanzlichem
evtl. Salz	Bindemittel nach Vorschrift andik-
5 g (1 TL) Kondensmilch, 4% Fett	ken, Petersilie dazugeben, mit Kon-
3 g (1 EL) Petersilie, fein gehackt	densmilch legieren, abschmecken
	und über den Kohlrabi gießen.

Nährwerte: **129 mg Harnsäure**, 20 g Eiweiß, 7 g Fett, 8 g Kohlenhydrate,
(1 Person)   2,7 g Ballaststoffe, 190 kcal / 791 KJ
        * Käufliche Rohware ca. 200 g

Nr. 119 Kartoffelpüree, selbst hergestellt

100 g Kartoffeln, geschält	Die gekochten Kartoffeln mit der
30 g (2 EL) Milch, 1,5% Fett	Gabel zerdrücken, heiße Milch, Salz
Salz	und Muskat dazugeben, mit Schnee-
Muskatnuß, frisch gemahlen	besen abschlagen.

Nährwerte: **15 mg Harnsäure**, 3 g Eiweiß, 0 Fett, 17 g Kohlenhydrate,
(1 Person)   2,5 g Ballaststoffe, 85 kcal / 355 KJ

Nr. 119 a Kartoffelpüree, Fertigprodukt

30 g Kartoffelpüreepulver/-flocken	Ohne Fettzugabe nach Vorschrift zubereiten.

Nährwerte: **18 mg Harnsäure**, 2,6 g Eiweiß, 0 Fett, 21 g Kohlenhydrate,
(1 Person) 5 g Ballaststoffe, 96 kcal / 404 KJ

Nr. 134 Buttermilchgelee mit Aprikosensoße

⅛ l Buttermilch	Buttermilch mit Zitronensaft und
5 g (1 TL) Zitronensaft, frisch	Süßstoff mischen, abschmecken.
etw. Süßstoff	Gelatine nach Vorschrift auflösen,
2,5 g (1¼ Blatt) Gelatine, weiß	unterrühren, in ein Schälchen fül-
80 g Aprikosen, Dose mit Süßstoff	len, kühl stellen, fest werden lassen.
gesüßt	Aprikosen für die Soße pürieren.
	Geleespeise stürzen und Fruchtsoße
	darüberziehen.

Nährwerte: **16 mg Harnsäure**, 6,8 g Eiweiß, 0 Fett, 13 g Kohlenhydrate,
(1 Person) 1,7 g Ballaststoffe, 89 kcal / 373 KJ

Nr. 135 Käsesalat »garniert«

120 g Gurke	Gurke schälen, der Länge nach
70 g Edamerkäse, 30 % F. i. Tr.	halbieren, mit Löffel entkernen.
20 g Zwiebel	Gurke und Käse in schmale Streifen
z. Marinade:	und Zwiebel in Ringe schneiden.
1 EL Essig	Salatmarinade herstellen über die
1 EL Mineralwasser	Zutaten gießen, mischen, abschmek-
2,5 g (½ TL) Öl	ken, durchziehen lassen. Nochmals
Salz	abschmecken und mit Tomaten-
Dill, fein gehackt	achtel und etwas Dill garnieren.
80 g Tomate	

Nährwerte: **25 mg Harnsäure**, 20,2 g Eiweiß, 14 g Fett, 6 g Kohlen-
(1 Person) hydrate, 3,2 g Ballaststoffe, 240 kcal / 1005 KJ

Frühstück

Kaffee oder Tee
10 g (2 TL) Kondensmilch, 4% Fett
evtl. mit Süßstoff
50 g Roggenvollkornbrot
80 g körniger Frischkäse mit
3 g (½ EL) Schnittlauch und 1 PR
Paprikapulver
50 g Tomate

Nährwerte: **31 mg Harnsäure**, 14,8 g Eiweiß, 5 g Fett, 23 g Kohlen-
(1 Person)   hydrate, 4,6 g Ballaststoffe, 199 kcal / 830 KJ

Zwischenmahlzeiten

100 g Kiwi

Nährwerte: **19 mg Harnsäure**, 1 g Eiweiß, 0 Fett, 10 g Kohlenhydrate,
(1 Person)   3,9 g Ballaststoffe, 51 kcal / 213 KJ

Mittagessen

Schollenfilet auf Gemüsebouquet   Rezept Nr. 136
Salzkartoffeln   Rezept Nr. 15 b

Nährwerte: **230 mg Harnsäure**, 26 g Eiweiß, 9 g Fett, 25 g Kohlenhydrate,
(1 Person)   9,2 g Ballaststoffe, 290 kcal / 1218 KJ

Zwischenmahlzeit

Melonensalat mit Johannisbeeren   Rezept Nr. 137

Nährwerte: **38 mg Harnsäure**, 1,8 g Eiweiß, 0 Fett, 21 g Kohlenhydrate,
(1 Person)   3,1 g Ballaststoffe, 93 kcal / 388 KJ

Abendessen

Rühreier mit Pfifferlingen   Rezept Nr. 138
Kopfsalat   Rezept Nr. 101
50 g Toastbrot

Nährwerte: **59 mg Harnsäure**, 22 g Eiweiß, 20 g Fett, 29 g Kohlenhydrate,
(1 Person)   2,8 g Ballaststoffe, 408 kcal / 1708 KJ

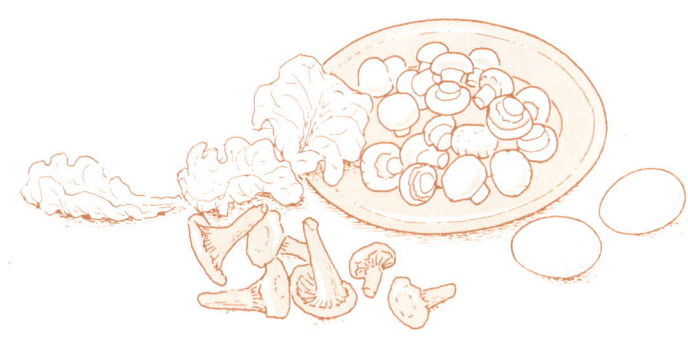

Gesamtnährwerte: **377 mg Harnsäure**, 65,6 g Eiweiß, 34 g Fett, 108 g
(1 Person pro Tag)   Kohlenhydrate, 23,6 g Eiweiß, 1041 kcal / 4357 KJ

Nr. 136 Schollenfilet auf Gemüsebouquet

80 g Karotten	Karotten und Sellerie waschen, put-
40 g Sellerie	zen, schälen, in dünne Streifen und
80 g Lauch	Lauch putzen, mehrmals waschen
2,5 g (½ TL) Öl	und in schmale Ringe schneiden.
10 g (1 EL) Zwiebeln, fein gehackt	Öl erhitzen, das Gemüse und die
3 g (1 EL) Petersilie, fein gehackt	Zwiebeln darin andünsten, salzen,
120 g Schollenfilet	würzen, mit Gemüsebrühe aufgie-
5 g (1 TL) Zitronensaft, frisch	ßen, fertiggaren.
5 g (1 TL) Öl	Inzwischen Schollenfilet unter flie-
	ßendem Wasser säubern, trocken-
	tupfen, mit Zitronensaft beträufeln
	und salzen. Öl erhitzen und kurz auf
	beiden Seiten in der kunststoffbe-
	schichteten Pfanne braten.
	Das Gemüse abschmecken, auf ei-
	nen Teller anrichten, mit Petersilie
	bestreuen und oben auf den Fisch
	legen.

Nährwerte: **215 mg Harnsäure**, 24 g Eiweiß, 9 g Fett, 9 g Kohlenhydrate,
(1 Person)   6,7 g Ballaststoffe, 220 kcal / 924 KJ

Nr. 137 Melonensalat mit Johannisbeeren

100 g Honigmelonenfruchtfleisch	Melone in kleine Stücke schneiden.
60 g Johannisbeeren, rot	Johannisbeeren waschen, abtropfen
30 g (2 EL) Orangensaft,	lassen, entstielen. Die übrigen Zuta-
frisch gepreßt	ten verrühren, über die Früchte
5 g (1 TL) Zitronensaft, frisch	gießen, mischen, etw. ziehen lassen.
Süßstoff, flüssig	

Nährwerte: **38 mg Harnsäure**, 1,8 g Eiweiß, 0 Fett, 21 g Kohlenhydrate,
(1 Person)   3,1 g Ballaststoffe, 93 kcal / 388 KJ

Nr. 15 b Salzkartoffeln

100 g Kartoffeln	Die vorbereiteten Kartoffeln in
etw. Salz	wenig Wasser gar kochen.

Nährwerte: **15 mg Harnsäure**, 2 g Eiweiß, 0 Fett, 15 g Kohlenhydrate,
(1 Person)   2,5 g Ballaststoffe, 70 kcal / 294 KJ

Nr. 138 Rührei mit Pfifferlingen*

120 g (2) Eier	Pilze sorgfältig putzen, gründlich
15 g (1 EL) Milch, 1,5% Fett	waschen, abtropfen lassen, Große P.
80 g Pfifferlinge	halbieren oder vierteln. Öl erhitzen,
2,5 g (½ TL) Öl	die Pfifferlinge darin andünsten,
Salz	salzen, in eigenem Saft fertiggaren,
3 g (1 EL) Petersilie, fein gehackt	Petersilie dazugeben; darauf ach-
	ten, daß die Flüssigkeit reduziert
	ist.
	Eier mit Milch verquirlen, über die
	Pilze geben und bei milder Hitze un-
	ter gelegentlichem Rühren stocken
	lassen, abschmecken und mit der
	restlichen Petersilie bestreuen.

Nährwerte: **31 mg Harnsäure**, 17,3 g Eiweiß, 16 g Fett, 4 g Kohlen-
(1 Person)   hydrate, 0,1 g Ballaststoffe, 247 kcal / 1031 KJ
     * Ersatzweise kann dafür das Rezept Rührei mit Champi-
     gnons eingesetzt werden.

Nr. 138 b Rührei mit Champignons

120 g (2) Eier	Champignons putzen, waschen, ab-
15 g (1 EL) Milch, 1,5% Fett	tropfen lassen, blättrig schneiden
Salz	und in eigenem Saft mit Kondens-
Pfeffer	milch gar dünsten.
80 g Champignons	Eier und Milch verquirlen, salzen,
2,5 g (½ TL) Öl	pfeffern, Petersilie dazugeben, über
15 g (1 EL) Kondensmilch, 4% Fett	die Pilze gießen und bei milder Hitze
	unter gelegentlichem Rühren stok-
	ken lassen.

Nährwerte: **54 mg Harnsäure**, 19,2 g Eiweiß, 16 g Fett, 3 g Kohlen-
(1 Person)   hydrate, 1,5 g Ballaststoffe, 254 kcal / 1063 KJ

Frühstück

Kaffee oder Tee
10 g (2 TL) Kondensmilch, 4% Fett
evtl. mit Süßstoff
50 g Weizenmischbrot
5 g (1 TL) Halbfettmargarine
30 g Schinken, roh, mager

Nährwerte: **71 mg Harnsäure,** 9,6 g Eiweiß, 13 g Fett, 22 g Kohlen-
(1 Person)   hydrate, 2 g Ballaststoffe, 252 kcal / 1055 KJ

Zwischenmahlzeit

150 g Birne

Nährwerte: **23 mg Harnsäure,** 0,7 g Eiweiß, 0 Fett, 15 g Kohlenhydrate,
(1 Person)   4,2 g Ballaststoffe, 68 kcal / 279 KJ

Mittagessen

Feuertopf   Rezept Nr. 139
Vollkornreis   Rezept Nr. 140
Chinakohlsalat   Rezept Nr. 34 b

Nährwerte: **206 mg Harnsäure,** 26,5 g Eiweiß, 13 g Fett, 25 g Kohlen-
(1 Person)   hydrate, 2,9 g Ballaststoffe, 341 kcal / 1425 KJ

Zwischenmahlzeit

150 g Pfirsich

Nährwerte: **27 mg Harnsäure**, 1,1 g Eiweiß, 0 Fett, 13 g Kohlenhydrate,
(1 Person)   1,2 g Ballaststoffe, 58 kcal / 243 KJ

Abendessen

Frische Gemüsesuppe
    mit Kartoffeln   Rezept Nr. 141
40 g Roggenmischbrot
Himbeer-Quarkspeise   Rezept Nr. 142

Nährwerte: **58 mg Harnsäure**, 22,4 g Eiweiß, 6 g Fett, 41 g Kohlen-
(1 Person)   hydrate, 9,8 g Ballaststoffe, 322 kcal / 1345 KJ

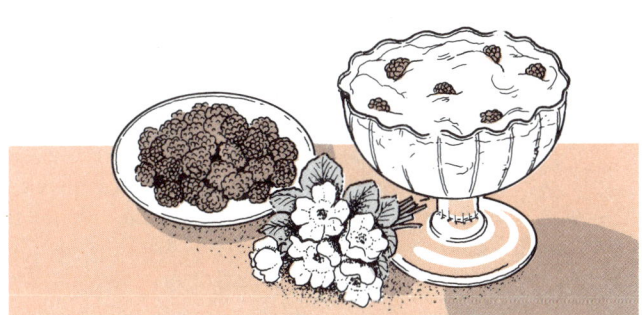

Gesamtnährwerte: **385 mg Harnsäure**, 60,3 g Eiweiß, 32 g Fett, 116 g
(1 Person pro Tag)   Kohlenhydrate, 20,1 g Ballaststoffe, 1041 kcal /
    4347 KJ

Nr. 139 Feuertopf

100 g Rinderkeule	Fleisch unter fließendem Wasser
2,5 g (½ TL) Öl	waschen, trockentupfen, in kleine
10 g (1 EL) Zwiebeln, fein gehackt	Würfel schneiden.
5 g (1 TL) Tomatenmark	Öl erhitzen, Fleisch darin anbraten.
Salz	Zwiebel dazugeben und mit anbra-
Pfeffer, frisch gemahlen	ten.
Paprikapulver, edelsüß oder scharf	Tomatenmark, Salz, Gewürze und
Rosmarin	Kräuter hinzufügen. Mit Flüssigkeit
1 kleines Lorbeerblatt	aufgießen und ca. 45 Min. schmoren
150 g Gemüsebrühe oder Wasser	lassen.
20 g Paprikaschote, grün	Das vorbereitete Paprikastück und
10 g Schinken, gekocht, mager	den Schinken in feine Streifen
	schneiden und kurz vor Ende der
	Garzeit zum Fleisch geben.

Nährwerte: **160 mg Harnsäure**, 23,6 g Eiweiß, 10 g Fett, 2 g Kohlen-
(1 Person)   hydrate, 0,7 g Ballaststoffe, 210 kcal / 877 KJ

Nr. 141 Frische Gemüsesuppe mit Kartoffeln

10 g Lauch	Lauch putzen, mehrmals waschen
20 g Karotten	und in schmale Ringe sowie Weiß-
10 g Sellerie	kraut in dünne Streifen schneiden.
10 g Weißkraut	Karotten, Sellerie und Kartoffeln
50 g Kartoffeln	waschen, putzen, schälen und klein
5 g (1 TL) Margarine	würfeln.
5 g (½ EL) Zwiebeln, fein gehackt	Margarine erhitzen, die Zwiebeln
300 g Gemüsebrühe	darin glasig dünsten. Das vorberei-
Salz	tete Gemüse zugeben, andämpfen,
3 g (1 EL) Petersilie, fein gehackt	salzen, würzen. Mit Gemüsebrühe
	aufgießen und weich kochen.
	Abschmecken. Mit Petersilie
	bestreuen.

Nährwerte: **22 mg Harnsäure**, 1,9 g Eiweiß, 4 g Fett, 10 g Kohlenhydrate,
(1 Person)   3,1 g Ballaststoffe, 88 kcal / 368 KJ

Nr. 140 Vollkornreis

30 g Vollkornreis (Reis natur)   Nach Vorschrift garen.
Gemüsebrühe oder Wasser
Salz

Nährwerte: **32 mg Harnsäure**, 2,2 g Eiweiß, 0 Fett, 22 g Kohlenhydrate,
(1 Person) 1,2 g Ballaststoffe, 106 kcal / 443 KJ

Nr. 34 b Chinakohlsalat

50 g Chinakohl   Chinakohl putzen, waschen, in feine
z. Salatmarinade: Streifen schneiden. Marinade her-
1 EL Essig   stellen und über den vorbereiteten
1 EL Mineralwasser   Salat geben.
2,5 g (½ TL) Öl
5 g (1 TL) Zwiebeln, fein gehackt

Nährwerte: **14 mg Harnsäure**, 0,7 g Eiweiß, 2 g Fett, 0 Kohlenhydrate,
(1 Person) 1 g Ballaststoffe, 25 kcal / 106 KJ

Nr. 142 Himbeer-Quarkspeise

100 g Himbeeren, frisch   Frische Himbeeren vorsichtig
oder tiefgekühlt   waschen, abtropfen lassen,
100 g Speisequark, Magerstufe   Tiefgekühlte langsam auftauen.
80 g (4 EL) Joghurt, 1,5% Fett   Restliche Zutaten in eine Schüssel
5 g (1 TL) Zitronensaft, frisch   geben und verschlagen. Mit Süßstoff
Mark von ¼ Vanilleschote   abschmecken. Früchte unterheben.
Süßstoff, flüssig

Nährwerte: **18 mg Harnsäure**, 17,7 g Eiweiß, 2 g Fett, 14 g Kohlen-
(1 Person) hydrate, 4,7 g Ballaststoffe, 152 kcal / 633 KJ

Frühstück

Kaffee oder Tee
10 g (2 TL) Kondensmilch, 4% Fett
evtl. mit Süßstoff
50 g Weizenvollkornbrot
5 g (1 TL) Halbfettmargarine
Spiegelei   Rezept Nr. 143

Nährwerte: **33 mg Harnsäure**, 12,3 g Eiweiß, 12 g Fett, 22 g Kohlen-
(1 Person)   hydrate, 3,3 g Ballaststoffe, 251 kcal / 1052 KJ

Zwischenmahlzeit

150 g (1 Becher) Joghurt, 1,5% Fett
evtl. mit Süßstoff

Nährwerte: **0 Harnsäure**, 5,3 g Eiweiß, 2 g Fett, 8 g Kohlenhydrate,
(1 Person)   0 Ballaststoffe, 76 kcal / 321 KJ

Mittagessen

Gebratenes Rinderfilet   Rezept Nr. 144
Prinzeßbohnen   Rezept Nr. 145
Herzoginkartoffeln   Rezept Nr. 146

Nährwerte: **238 mg Harnsäure**, 29,7 g Eiweiß, 10 g Fett, 32 g Kohlen-
(1 Person)   hydrate, 8,1 g Ballaststoffe, 355 kcal / 1490 KJ

Zwischenmahlzeit

Apfelsalat   Rezept Nr. 147

Nährwerte: **21 mg Harnsäure**, 0,7 g Eiweiß, 0 Fett, 18 g Kohlenhydrate,
(1 Person)   2,3 g Ballaststoffe, 79 kcal / 327 KJ

Abendessen

Bunter Hörnchensalat mit Käse   Rezept Nr. 148

Nährwerte: **67 mg Harnsäure**, 19,6 g Eiweiß, 11 g Fett, 27 g Kohlen-
(1 Person)   hydrate, 5,7 g Ballaststoffe, 294 kcal / 1238 KJ

Gesamtnährwerte: **356 mg Harnsäure**, 67,6 g Eiweiß, 35 g Fett, 107 g
(1 Person pro Tag)   Kohlenhydrate, 19,4 g Ballaststoffe, 1055 kcal /
4428 KJ

Nr. 143 Spiegelei

60 g (1) Ei	Das Öl in der kunststoffbeschichte-
2,5 g (½ TL) Öl	ten Pfanne erhitzen. Ei am Pfannen-
Salz	rand aufschlagen und in die Pfanne
Pfeffer, frisch gemahlen	gleiten lassen, braten. Salzen und
	pfeffern.

Nährwerte: **0 Harnsäure**, 7,7 g Eiweiß, 9 g Fett, 0 Kohlenhydrate, 0 Bal-
(1 Person)   laststoffe, 119 kcal / 498 KJ

Nr. 144 Gebratenes Rinderfilet

100 g Rinderfilet	Fleisch waschen, trockentupfen,
Pfeffer, frisch gemahlen	pfeffern. Öl in der kunststoffbe-
2,5 g (½ TL) Öl	schichteten Pfanne erhitzen. Filet
Salz	darin kurz auf beiden Seiten braten
	und zuletzt salzen.

Nährwerte: **150 mg Harnsäure**, 19,2 g Eiweiß, 6 g Fett, 0 Kohlenhydrate,
(1 Person)   0 Ballaststoffe, 145 kcal / 607 KJ

Nr. 145 Prinzeßbohnen

150 g Bohnen	Bohnen putzen, waschen. Gesalzene
Bohnenkraut	Gemüsebrühe erhitzen und die Boh-
Salz	nen mit dem Bohnenkraut darin gar
ca. 100 g Gemüsebrühe	dämpfen. Vor dem Servieren Boh-
	nenkraut entfernen.

Nährwerte: **63 mg Harnsäure**, 3,6 g Eiweiß, 0 Fett, 9 g Kohlenhydrate,
(1 Person)   4,4 g Ballaststoffe, 56 kcal / 232 KJ

Nr. 146 Herzoginkartoffeln

150 g Kartoffeln, mehlige Sorte	Frisch gekochte, heiße Salzkartof-
Salz	feln durch die Presse geben und mit
30 g (½) Ei	Ei glattrühren. Rosetten auf ein
	Backblech spritzen und im vorge-
	heizten Ofen goldgelb backen.

Nährwerte: **25 mg Harnsäure**, 6,9 g Eiweiß, 4 g Fett, 23 g Kohlenhydrate,
(1 Person)   3,8 g Ballaststoffe, 155 kcal / 651 KJ

Nr. 147 Apfelsalat

100 g Apfel	Apfel schälen, Kernhaus entfernen,
50 g Orangensaft, frisch gepreßt	blättrig schneiden. Säfte dazugie-
5 g (1 TL) Zitronensaft, frisch	ßen, vermischen und mit Süßstoff
etw. Süßstoff	abschmecken.

Nährwerte: **21 mg Harnsäure**, 0,7 g Eiweiß, 0 Fett, 18 g Kohlenhydrate,
(1 Person)   2,3 g Ballaststoffe, 79 kcal / 327 KJ

Nr. 148 Bunter Hörnchensalat mit Käse auf Blattsalat

30 g Vollkornhörnchen	Nudeln in reichlich Salzwasser gar
60 g Salatgurke	kochen, abgießen, mit kaltem Was-
30 g Paprikaschote, rot	ser abschrecken und abtropfen las-
50 g Tomate	sen. Champignons blättrig, das vor-
30 g Radieschen	bereitete Stück Paprikaschote und
30 g Champignons, Dose	die Tomate in Streifen, Radieschen
40 g Edamerkäse, 30% F. i. Tr.	in Scheiben schneiden; Salatgurke
z. Marinade:	halbieren, mit einem Löffel entker-
50 g (2½ EL) Joghurt, 1,5% Fett	nen und klein würfeln.
Salz	Alle Zutaten in eine Schüssel geben.
Pfeffer, frisch gemahlen	Salatmarinade herstellen, darüber-
5 g (1 TL) Senf, mittelscharf	gießen und vorsichtig mischen;
5 g (⅓ Kästchen) Kresse	mind. 1 Std. ziehen lassen, nochmals
2,5 g (½ TL) Öl	abschmecken und auf Kopfsalat an-
20 g (2 große Blatt) Kopfsalat	richten.

Nährwerte: **67 mg Harnsäure**, 19,6 g Eiweiß, 11 g Fett, 27 g Kohlen-
(1 Person)   hydrate, 5,7 g Ballaststoffe, 294 kcal / 1238 KJ

Rezeptverzeichnis

Sachverzeichnis